消化内镜诊断金标准与操作手册

主　编　于中麟

副主编　张澍田　冀　明

科学出版社

北　京

内 容 简 介

编者以简明扼要的语言阐述了上消化道内镜、逆行胰胆管造影、胶囊内镜、气囊小肠镜、大肠内镜、超声内镜检查与治疗的适应证、禁忌证、诊断标准、操作手法、操作程序、并发症及其处理等。本书内容全面、查找方便,是一本便于携带的标准化手册。

本书可供消化内科医师、普通外科医师、初学消化内镜医师及内镜科室相关人员参考阅读。

图书在版编目(CIP)数据

消化内镜诊断金标准与操作手册/于中麟主编.-北京:科学出版社,2018.3
ISBN 978-7-03-056363-7

Ⅰ.①消… Ⅱ.①于… Ⅲ.①消化系统疾病-内窥镜检-手册
Ⅳ.①R570.4-62

中国版本图书馆CIP数据核字(2018)第012489号

责任编辑:于 哲 /责任校对:韩 杨
责任印制:霍 兵 /封面设计:龙 岩

科 学 出 版 社 出版

北京东黄城根北街16号
邮政编码:100717
http://www.sciencep.com

北京汇瑞嘉合文化发展有限公司 印刷

科学出版社发行 各地新华书店经销

*

2018年 3 月第 一 版 开本:850×1168 1/32
2023年12月第八次印刷 印张:5 1/8

字数:120 000

定价:41.00元
(如有印装质量问题,我社负责调换)

前　言

在临床各学科中，消化内镜学发展可谓突飞猛进，近年来出现了色素内镜、荧光内镜、超声内镜、窄光谱内镜（NBI）及共聚焦内镜等。从对宏观病变的肉眼诊断至对微观病变的浸润深度、细胞荧光、细胞核大小分布等都可经过内镜获得可靠资料。在治疗学方面，早期癌根治等也有了逐渐成熟的经验。消化内镜已成为诊治消化道出血、食管静脉曲张的首选手段；在胰胆疾病诊治方面，外科手术适应证也发生了根本变化。

编者从事消化内镜近 40 年，在中华消化内镜学会有 10 余年的工作经历，在全国组织了多次国内外消化内镜诊断与治疗的操作演示，使国内消化内镜诊断学、治疗学向前发展，广大患者也从微创治疗中获益，提高了患者治疗后的生活质量。

国内消化内镜诊治学已有很多专著，甚至巨著，但临床医师由于日常工作繁忙加之携带不便，不能经常翻阅。有些专著价格昂贵，不能做到人手一册。治疗学演示由于很难将程序条理化，以至影响了规范化的推广。

为此本手册编入了诊断的金标准及尚有分歧的诊断分类等，并尽量以图表显示，以期与国内同道进一步研究发展，将消化内镜的诊断和治疗尽量达到条理化、程序化，利于同道参考应用，也为初学者提供一个入门工具，并希望为今后专科医师资格考试提供相关素材。

本手册在编写过程中得到王海寅工程师的协助，一并致谢。

首都医科大学附属北京友谊医院
教　授

于中麟（天津医科大学名誉教授）　张澍田　冀　明

目　录

第 1 章
概　论

Section 1

内镜检查虽然是安全有效的检查治疗手段，但仍有一定适应证和禁忌证，必须清楚认识到其重要性，才能安全地进行检查。

防止出血必须考虑到广泛应用的抗凝药物及抗血小板聚集药物，在检查治疗前应了解患者是否已经在使用这些药物，给予相应处理（表1-1）。

表1-1 应用抗凝药及抗血小板药者，活检及治疗内镜前后的处理

	术前处理	术后处理
抗凝药（华法林）	停药 3 ~ 4d	停药 3 ~ 4d
抗血小板药（阿司匹林类）	停药 7 ~ 10d	停药 4 ~ 5d

华法林应依出血时间、凝血酶原时间调整间隔时间。

1. 低度危险 活检、放置标识物、钳夹，当时若无出血，再开始使用华法林。

2. 高度危险 EMR、ESD、息肉电切、超声引导下穿刺。有延迟发生出血危险者，治疗当日不能使用华法林类药物，肝素与华法林并用者应在凝血酶原时间正常后再行治疗。

一、急诊内镜诊治适应证

消化道出血最多，占 50% ~ 90%。

胃镜检查危险性大于收效性，应列为禁忌（表1-2）。

二、告知义务和同意书

1. 告知义务

（1）向患者交代病情及征得同意内容。

（2）医师有义务向患者及家属交代病情和说明（包括病名及病情）。

（3）实施预定治疗内容及方法。

3

表 1-2　急诊内镜检查的选择及治疗目的

症状与疾病	急诊内镜检查	内镜治疗目的
呕血、柏油便	上消化道内镜	内镜止血
便血	结肠镜	内镜止血
误食异物	上部内镜	取出异物
急性化脓性胆管炎	ERCP	胆管引流
胆总管结石嵌顿	ERCP	解除嵌顿
		胆管引流
十二指肠穿孔	上部内镜	腹腔镜手术
乙状结肠扭转	结肠镜	内镜解除扭转
急性腹痛原因不明	上下部、小肠内镜	确定病因

（4）治疗中可能伴随的危险性。

（5）如有选择其他治疗方法，其内容、利弊和预后。

2. 同意书

（1）口头以清楚易懂的语言介绍。

（2）推荐以图表或录像 DVD 的方法。

（3）提供客观的情况，使患者接纳，包括现有的根据。

（4）说明内容和患者承诺要有记录。

（5）医患双方签字。

三、内镜及其配件的清洗消毒

内镜每用 1 次，必须按以下清洗顺序进行清洗消毒。

（1）内镜外表清洗。

（2）内镜管道刷洗（反复行 3 次以上）。

从吸引钮送向内镜前端。

从吸引钮向共用管方向。

从活检钮向内镜前端。

（3）再次清洗表面。

（4）消毒 2% 戊二醛浸泡（20min）/ 酸性电解水（3min）。
适用于内镜消毒的消毒液见表 1-3。

表 1-3　适于内镜消毒的消毒液

分　类	消毒药	效　果	适用范围
灭菌	环氧乙烷 高压蒸汽	灭菌 包括芽孢	接触血液器械
高水平 消毒	戊二醛 过氧乙酸，酸 性电解水	除芽孢以外 的病原体	
中低水平 消毒	乙醇	使细菌致 病力降低	皮肤接触物质
	碘酒 含氯肥皂	不致感染	内镜室环境

注：酸性电解水已被 OMED、欧洲、日本定为高水平消毒剂

第 2 章
上消化道疾病内镜诊治

第1节　概　述

一、应用解剖

(一) 食管

(1) 食管为全长25cm的管腔脏器,周围有气管、主动脉弓、心脏、纵隔、椎体。

(2) 食管有三处生理性狭窄:①食管入口处;②与右、左支气管分叉处和主动脉弓,为压迫性;③食管、胃接合部。

(3) 食管壁分黏膜层、黏膜肌层、黏膜下层、固有肌层、外膜。

食管的结构见图2-1。

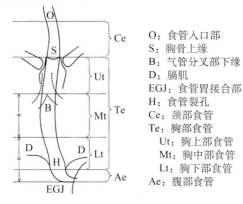

O:食管入口部
S:胸骨上缘
B:气管分叉部下缘
D:膈肌
EGJ:食管胃接合部
H:食管裂孔
Ce:颈部食管
Te:胸部食管
　Ut:胸上部食管
　Mt:胸中部食管
　Lt:胸下部食管
Ae:腹部食管

图 2-1　食管结构

(二) 胃

(1) 胃是从胃食管接合部起至幽门与十二指肠连接处的袋状脏器,在左侧膈下从脊柱左向右移行。

(2) 胃分上、中、下三部,横切面分大弯、小弯和前壁、后壁，内镜下分为贲门部、穹窿部、胃体部（体上部、体中部、体下部）、胃角、胃窦部、幽门前部（图 2-2）。

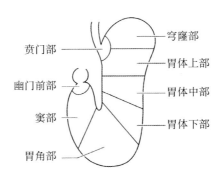

图 2-2　胃的区域划分

（3）胃壁组织分为黏膜层、黏膜下层、固有肌层、浆膜下层、浆膜层。

（三）十二指肠

十二指肠起于幽门，过幽门口直下至十二指肠悬韧带（Treitz 韧带）；全长 25 ～ 35cm，分球部、降部、水平部、升部（图 2-3）。

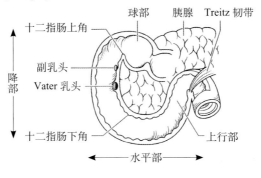

图 2-3　十二指肠结构

十二指肠肠壁由黏膜、黏膜下层、固有肌层、浆膜下层、浆膜层构成。

二、术前处理

（一）禁食

检查前 1 天晚 21 时前，可进食易消化的食物，21 时后禁止进食。检查当时不能停服的药物宜推迟到术后或检查前服用并多饮水。

（二）去泡剂

目的是消除黏膜表面的气泡及黏液。

以 4 倍水稀释的去甲基硅油效果最好。

（1）口服 20 ～ 30ml 去甲基硅油。

（2）为详细观察黏膜表面形态变化应用蛋白分解酶［菠萝酶 2 万 U（链霉蛋白酶）＋苏打 1g，溶于 50 ～ 80ml 水中］，术前 10min 饮用。

（三）咽部麻醉

4% 利多卡因糊 5 ～ 10ml 仰头含 5min，麻醉时间不足者，术前再追加口喷利多卡因。

（四）术前给药

（1）为抑制胃食管蠕动和唾液分泌，给予抗胆碱能药物，解痉灵或山莨菪碱，肌内注射或静脉注射。

（2）冠脉缺血、青光眼、前列腺肥大者应使用高血糖素（嗜铬细胞瘤者使用后有反弹现象，注意发生一过性低血压）。

（五）使用镇静药

（1）广泛流行无痛苦内镜，麻醉师与患者沟通取得同意。

11

（2）镇静麻醉药的种类见表 2-1。

表 2-1　上消化道内镜术前镇静药的应用

药　名	剂　量	成人常用量	特　点
地西泮 （安定）	5mg/ml 10mg/2ml	5mg	渗透压高 可致血管痛 可致健忘 应缓慢静脉注射
咪达唑仑 （咪唑安定）	10mg/2ml	2.5mg	无血管痛 持续时间短 苏醒快
氟硝西泮 （氟硝基安定）	2mg/ml	0.5mg	渗透压高 对循环影响小 应稀释 2 倍以上 静脉注射

注：对高龄者、有各种基础疾病者，必须考虑减少用量的 1/2 ~ 1/3

（六）镇痛药

哌替啶、丁丙诺啡、喷他佐辛等。

对呼吸、血压有抑制作用，应给予血压、血氧、心电监护。

配备：一旦呼吸、血压下降时应给予的拮抗药。

镇静麻醉恢复室：术后一直休息至清醒，家属陪同返回。

三、适应证与禁忌证

（一）适应证

（1）凡上消化道疑有病变者。

（2）普查，全部属适应证。

（二）禁忌证

1. 绝对禁忌　拒绝检查者。

2. 相对禁忌　①严重呼吸、循环系统疾病，需安静休息者；

②咽、上消化道狭窄和梗阻者；③肠梗阻，疑为十二指肠以下的病变；④消化道穿孔可疑者，但确定穿孔位置或治疗时应尽量少注气检查治疗；⑤内镜检查危险性超过收效时，应慎重考虑。

四、内镜检查注意事项与顺序规范

（一）内镜功能检查

（1）各钮活动度是否到位。

（2）送气、送水是否通畅。

（3）吸、抽良好。

（4）监视器显示色泽良好。

（二）高龄者及儿童的注意事项

1. 高龄者

（1）呕吐反射迟钝，易导致吸入的危险。

（2）耳聋者理解能力不足，术中不配合，易动。

（3）应注意高龄者易伴基础疾病，特别是心肺功能障碍。

（4）注意抗胆碱药不良反应，特别是 70 岁以上者。

（5）无痛苦麻醉者苏醒时间较年龄小者长。

2. 儿童

（1）6 岁以上儿童使用成人镇静药即可行同样检查。

（2）内镜治疗时，或小于 6 岁的儿童进行内镜检查时，要全身麻醉。

（3）小儿消化道脆弱，管腔细小，在检查时应间断送气，尽量减少送气量；同时要小心操作，最好使用细径内镜。

（三）观察顺序

必须按顺序观察才不致遗漏。

（1）笔者主张进镜时即观察一遍，退镜时再观察一遍，并对食管上段详细核查。

进镜时即应行食管全面观察，再喷洒卢戈液观察顺序为：贲门→胃体→贲门下部→吸干胃穹窿黏液池黏液→看清胃腔走行方向→胃体上、中、下，胃角→胃窦→幽门→十二指肠壶腹→十二指肠上行角→十二指肠降部→十二指肠乳头→退镜。

退镜时再重新观察十二指肠球部→胃窦→反转胃镜→胃体→胃底→胃贲门及穹窿→食管贲门。

退镜时应仔细观察食管，特别是食管上段。此顺序有利于一次检查观察 2 遍。

（2）很多人和文献报道的一样，皆先观察食管、贲门→胃上部→先达幽门→十二指肠球部→退镜→观察胃腔→反转观察胃底贲门→食管，再染色观察食管。

如此，再染色食管会因胃镜擦伤影响病灶的形态，胃镜擦伤食管会出现充血、发红，与病变混淆。

（3）残胃应确认术式。

（4）胃内有残留食物可能有胃动力不足。

（5）残胃时胃腔变小，反转观察有可能困难。

五、色素内镜检查要点

喷洒色素会提高肉眼对病灶的诊断水平。

（1）喷洒色素前应将黏膜表面充分清洗，可用喷洒管或经活检管直接喷洒。喷力要适中，水柱力量过大会使病灶黏膜出血或发红。

（2）靛胭脂法：0.1% 靛胭脂使黏膜表面细微变化，用生理盐水适当稀释 2 ~ 3 倍。

（3）卢戈液（1.4% ~ 3.0%）：利用食管鳞状上皮含糖原颗粒与碘形成化学呈色反应原理，诊断早期食管癌及不典型增生。

正常食管鳞状上皮呈棕色，早癌及增生呈淡染、浅黄或不染。

不良反应有胸骨后烧灼感、嗳气、甲状腺功能受影响等，检查后应充分抽吸存留胃内的碘液，对碘过敏者禁用。

六、活检方法

(一) 操作

1. 充分接近活检目标，尽量与黏膜垂直夹取。

2. 出血会使病变再次活检不准确，因此，第一次活检要选择最容易出现阳性的部位，同时让血流能流向病灶外的低处。

(二) 注意事项

有出血倾向者如长期服用阿司匹林、华法林等，应停药 5 ～ 7d 再检查。

切勿在血管静脉瘤或粗大静脉处活检。

取标本后立即放入固定容器内，容器上标记姓名、性别、年龄、日期、部位等，并填写病理检查申请单，申请单内容除容器上记录内容外还应包括住院号、胃镜检查号、内镜诊断和申请医师等内容。

病理诊断与内镜诊断不一致时应与病理医师联系会诊。

七、内镜检查的术中、术后管理

(一) 术中管理

内镜检查中易发生呼吸及循环系统变化，一般比较安全。对高龄、有心肺合并症、使用无痛苦麻醉药者，宜术中监测心肺功能、血压、脉率、心电图及血氧变化。

(二) 术后管理

检查结束后有必要再次监测脉搏、血压。确认有无术前用药的不良反应。

检查完 1 ～ 2h 后再进食。

告知患者可能发生并发症的表现，一旦出现要及时就诊。

进行无痛苦内镜时，术后要观察至患者清醒，不能自行驾车，应由家属陪护回家。

八、并发症及对策

术前处理所引起的并发症按日本消化内镜学会第三次全国统计发生率为 0.001 45%，死亡率为 0.000 01%。

（一）镇静药

1. 拮抗药　过深麻醉造成呼吸抑制，应避免使用多种镇静药，若同时反复应用如咪达唑仑，应备有拮抗药。

2. 咽部局麻　利多卡因过敏可引起喉头水肿、气道梗阻，用药前应详细询问病史加以注明记录。

3. 解痉药　山莨菪碱、阿托品、解痉灵。

原则上对缺血性心脏病、青光眼、前列腺肥大患者禁用，用药前必须询问清楚。

4. 高血糖素　对有抗胆碱能禁忌者选用，但有致血糖增高的不良反应。嗜铬细胞瘤者禁用。

（二）术中并发症及对策

1. 穿孔　多见于食管入口处，一旦发生应立即禁食、胃肠减压、抗生素防止感染，若发生纵隔炎则预后危险。

2. 出血　常因内镜过度用力擦伤或活检引起，应局部或全身追加使用止血药，必要时行内镜下止血治疗。

（三）检查后并发症及对策

预防交通事故，特别是老年高龄者，禁止用药和术后者开车。

第 2 节　上消化道疾病诊断标准

一、食管疾病

（一）反流性食管炎

由药物、化学物质、咽下异物、感染、放疗后和消化液反流引起（表 2-2 至表 2-4，图 2-4）。

表 2-2　1999 年洛杉矶反流性食管炎的分类（LA）

A 级	纵行黏膜破损小于 5mm
B 级	纵行黏膜破损大于 5mm，最少要有一条
C 级	纵行黏膜破损至少有两条，且纵行破损
	相互融合，但未达全周（< 75%）
D 级	全周性黏膜破损

表 2-3　日本食管病研究会分类

除洛杉矶外又分出 N、M 两级

N 级	正常
M 级	黏膜变色、充血或发红，或苍白

表 2-4　中华消化内镜学会分类（2000 年）

A 级　B 级	轻度
C 级	中度
D 级	重度

注：将洛杉矶分类中的 A 级、B 级合并为轻度，因为肉眼无法测准 5mm 还是 6mm。中、重度同 C 级、D 级

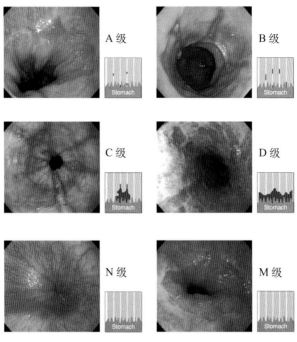

图 2-4　反流性食管炎分类（LA）

（二）Barrett 黏膜与 Barrett 食管

指胃食管接合部食管黏膜被胃黏膜取代，并有肠化生者。

日本星原认为：食管齿状线与食管胃接合部末端栅状血管止点 80% 一致，齿状线下仍见有栅状血管的黏膜为 Barrett 黏膜。

布拉格国际会议标准：以胃食管接合部为食管末端，末端以上胃黏膜为 Barrett 黏膜（图 2-5），或 Barrett 食管。

食管末端确定标准可两者结合：

（1）齿状线黏膜下方、栅状血管止点。

（2）食管贲门稍充气具胃黏膜皱襞收缩的上缘。

Barrett 黏膜超过 3cm 为长段 Barrett 且成全周。

18

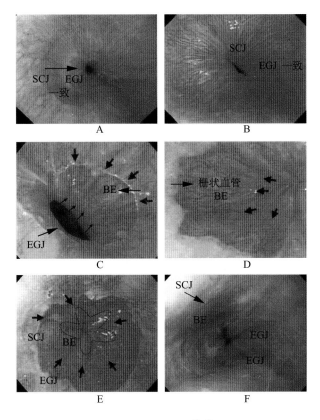

图 2-5　Barrett 黏膜

注：A,B 正常；C 箭头间齿状线下可见栅状血管的 Barrett 黏膜；D 以胃黏膜末端为 EGJ，上部为 Barrett 黏膜；E 栅状血管不清，以胃黏膜皱襞末端为 EGJ，上部为 Barrett 黏膜；F 舌形 Barrett 黏膜

不足 3cm 或非占圆周者为短段 Barrett。

不足 1cm 称超短段 Barrett。

局部或不足全周者称 Barrett 黏膜或称食管胃上皮移位。

（三）食管裂孔疝

1. 分型　见图 2-6。

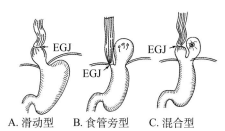

A. 滑动型　　B. 食管旁型　　C. 混合型

图 2-6　食管裂孔疝的分型

注：EGJ. 食管胃接合部

2. 内镜诊断标准（滑动型）　齿状线上移 2cm 以上；栅状血管止于齿状线以上；若齿状线下方在胃黏膜下透见栅状血管则为 Barrett 黏膜，见图 2-7。

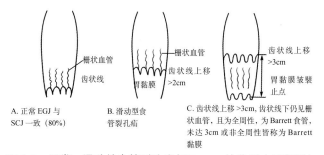

A. 正常 EGJ 与 SCJ 一致（80%）

B. 滑动型食管裂孔疝

C. 齿状线上移 >3cm，齿状线下仍见栅状血管，且为全周性，为 Barrett 食管，未达 3cm 或非全周性皆称为 Barrett 黏膜

图 2-7　正常、滑动性食管裂孔疝与 Barrett 的鉴别（示意图）

（四）食管胃静脉曲张

由门脉压力过高引起门脉与体循环形成侧支循环，造成食管壁及贲门部静脉代偿扩张而形成静脉曲张。

1. 内镜所见　日本消化内镜学会、日本门脉压亢进食管静脉曲张学会 2004 年 8 月修订记录标准及中华消化内镜学会 2001 年制定记录标准见表 2-5 至表 2-8。

表 2-5　食管、胃静脉曲张记录标准

项目	食管	胃	食管	胃
①部位 L	Ls 上部 Lm 中部 Li 下部	Lg-c 限贲门 Lg-cf 贲门 - 胃底 Lg-f 穹隆部 Lg-b（胃体） Lg-a（窦部）	同日本	Lg-c Lg-cf Lg-f 未分 Lg-b Lg-a
②形态 F	F_0 治疗后消失　同食管记录 F_1 直线比较细 F_2 串珠状中等 F_3 结节状粗大 治疗后随诊即便看到红色 / 蓝色静脉，无 形成曲张样静脉仍为 F_0		F_0= 消失 F_1= 轻 F_2= 中 F_3= 重 同左	
③色泽	Cw 白色曲张静脉 Cb 蓝色曲张静脉 静脉内压高，血管紧满有时形成紫色或红 紫色，记录为 V（Violet）如 CbV 血栓化 记录为 Cw-Th CR-Th		同左	
④红色征 Rc	分三种类型：同食管 鞭痕样　血疱样 樱桃红色 Rc 0 无 Rc 1 限局少数 Rc 2 Rc 1 ~ Rc 3 非全周 Rc 3 全周性 伴表面有毛细血管扩张样 Te Rc 三种表现简写 RWM，CRS，HCS F_0 若能看到 Rc 征也要分出 Rc1 ~ 3		同左	
⑤出血	涌血 / 喷射　同食管 止血后记录 红色血栓（CR-Th） 白色血栓（CW-Th）		同左	
⑥黏膜	E 糜烂　U 溃疡 S 瘢痕		同左	

表 2-6　食管静脉曲张（EV）分级（grade，G）标准（中国）

分级（度）	EV 形态（F）	EV 红色征（RC）
轻度（G Ⅰ）	EV 呈直线形或略有纡曲（F_1）	无
	EV 呈 F_1	有
中度（G Ⅱ）	EV 呈蛇形纡曲隆起（F_2）	无
	EV 呈 F_2	有
重度（G Ⅲ）	EV 呈串珠状、结节状或瘤状（F_3）	无或有

表 2-7　食管静脉曲张超声内镜（EUS）记载标准（日本）

食管静脉曲张（EV）
胃静脉曲张（GV）
EUS 扫出食管壁、胃壁下无低回声管腔为无静脉曲张

①静脉曲张管径（D）	EUS 下最大横径断面（mm） 治疗后管腔消失（D0）
②贯通静脉（PV）	有（+）无（−）记录最大径（mm）
③壁内食管静脉 （Peri-v）	接近食管外膜或部分食管肌层小血管壁， 有（+）无（−）
④壁傍食管静脉 （Para-v）	离开食管壁外 存在稍大血管腔群有（+） 无（−）

记录方法：以①、②、③、④顺序记录
治疗后所见：食管壁肥厚厚度（mm）

表 2-8　胃底静脉曲张超声内镜（EUS）记录标准（日本）

①曲张静脉管径 D	曲张静脉最大断面径（mm）， 治疗后管腔消失（D0）
②贯通静脉 PV	有（+）无（-）最大径（mm）
③壁内静脉 Peri-v	胃壁内相连接或一部分进入壁内肌层 小血管群 有（+）无（-）
④胃壁外伴行静脉	壁外分开走行较大血管壁

记录方法：以①、②、③、④顺序记录
治疗后所见：以食管静脉曲张标准记录

22

记录方法：按①～⑥顺序记载

如：Ls F_3 Cb Rc3（RWM,CRS）Te Lg ～ f F_2 Rc（－）。

2.疗效判定

（1）消失：治疗后已达 F_0 Rc0。

（2）残存：治疗后尚存 F 或 Rc。

（3）复发：已达 F_0 Rc0F_0，随诊再度出现新的 F_1 以上 Rc（+）。

（4）加重：残存曲张静脉 F Rc 恶化。

（五）食管癌

早期应指出癌侵及黏膜肌层以上。

1.肉眼分型　早期（浅表型）为 0 型，进展癌分为 1～5 型。

（1）0 型分为以下几种

0-I 型（浅表隆起）：呈发白的乳头状向食管腔内突出生长者，明显隆起多已浸润至黏膜下层以下，但也有仅止于黏膜层者。

0-I pl 型：呈丘状。

0-I sep 型：为上皮下肿瘤型，病灶总体表面被覆食管黏膜上皮，癌组织并未露出。属一种特殊类型的癌，如基底细胞癌、未分化癌、腺样囊腺癌、原发腺癌等，多侵及 Sm_2。

0-I p 型：息肉状或乳头状。

0-II 型：浅表平坦型。

0-II a 型：浅表隆起型。特征：病变周边稍微隆起，多浸润至黏膜固有层；色白，凸起仅 1mm 以下，多止于 m_1，伴颗粒发红者浸润至 m_2。

0-II c 型：平坦凹陷型。特征：极浅的凹陷底发红，凹陷面不整，多侵至 m_3；凹陷面均匀一致的颗粒状隆起 1mm 以下，多侵及至 m_2；黏膜皱襞收缩出现横行草席征，病变上仍能呈现者为 m_2 癌；凹陷面颗粒轻度大小不等者为 m_3；粗大颗粒，小结节状或附有白苔者侵至 Sm 以下，为食管癌最常见者。

0-Ⅱb 型：浅表平坦型。黏膜变浑浊为 m_1 癌；界线不清楚的局部发红为 m_1 癌；常规内镜很难发现，必须在卢戈碘染色下才能发现。

0-Ⅲ 型：浅表凹陷型。特征：边缘呈堤坝状轻度隆起，凹陷较深者多达 Sm_2。

（2）进展期（Borrmann 分型改订）

1 型，隆起型：局限隆起超过 1mm 以上。

2 型，局限溃疡型：溃疡性凹陷，边界清楚。

3 型，溃疡浸润型：溃疡边缘部分或全部不清楚。

4 型，弥漫浸润型：溃疡隆起明显，壁内广泛浸润。溃疡隆起同时存在浸润，部位广泛。

5 型，无法分型。

类型记录法：两种类型混合。

肉眼明显者写在前，伴随病变下加引线，Ⅱc 下画引线，如：Ⅱa+ Ⅱc。

2. 食管癌浸润深度

（1）早期：m_1、m_2、m_3 见图 2-8。

（2）进展期：见图 2-9。

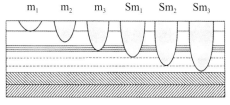

图 2-8　食管癌浸润早期

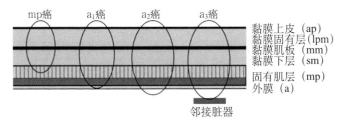

图 2-9　食管癌浸润的进展期

（六）Barrett 腺癌

见图 2-10，类型同前。早期诊断多较困难。要注意色泽变化及轻度凹凸不平或放大内镜胃小凹形态呈Ⅳ型、Ⅴ型，喷洒色素或 1.5% 醋酸有助于诊断。

浸润深度的诊断：肿瘤形态，变化越大浸润越深；凹凸不整的程度；色泽白红，一段深一段浅；大小；注气后形状有无变化。

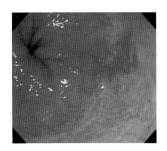

图 2-10　Barrett 腺癌

（七）食管隆起病变

较少，约占全食管肿瘤的 1%，平滑肌瘤占 60% ~ 80%。

内镜诊断：

1. 乳头状瘤　多为白色小隆起，可为平滑隆起；分叶状；两者混合型。镜下可单发，也可多发，有似在水中观察不清晰感。

2. 颗粒细胞瘤　黄白色如白齿状。肿瘤来自黏膜固有层至黏膜下层，时有累及黏膜肌层。一般为良性，但肿瘤增大时，可有淋巴结转移。

3. 息肉　桑葚状表面，有蒂的隆起，表面常有白苔附着。

炎性息肉：多见于食管胃接合部，受损黏膜的肛侧。

4. 囊肿　软而发白的黏膜下肿物，表面光滑。

5. 平滑肌瘤　硬而有弹性的黏膜下肿瘤。有增大倾向，出血或形成溃疡者有恶性可能，好发于食管下部。

6. 血管瘤　中下部好发，软而不整，略有不平，色泽暗红。

7. 脂肪瘤　软而发黄的黏膜下肿瘤。有蒂者可达数厘米。好发于颈部环状软骨附近。

8. 淋巴管瘤　软而发蓝白或淡黄色，有透明感的黏膜下肿瘤。

9. 黑色素瘤　局部黑色或蓝色，边缘不整的色素斑，也可稍隆起。

二、胃部疾病

（一）胃癌

1. 分类　分为早期胃癌与进展型胃癌（图 2-11）。

早期胃癌的分型见图 2-12。

浅表型又可分为：0-Ⅱa、0-Ⅱb、0-Ⅱc。

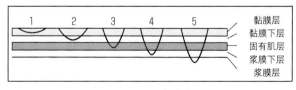

图 2-11　胃癌的分型

注：1. 止于黏膜内；2. 止于黏膜下（以上为早期胃癌）；3. 侵及固有肌层；4. 侵及浆膜下；5. 侵及浆膜（以上为进展癌）

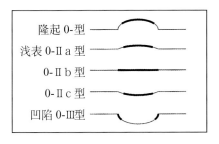

图 2-12　早期胃癌分型

0-Ⅱ a，隆起型：向胃腔内突出，明显隆起。

0-Ⅱ b，浅表型：胃表面无明显隆起及凹陷。

0-Ⅱ a，浅表隆起型：稍隆起不超过周边黏膜厚度的 2 倍。

0-Ⅱ b，浅表平坦型：与周边黏膜厚度相同平坦。

0-Ⅱ c，浅表凹陷型：浅的凹陷。

0-Ⅲ，凹陷型：限于溃疡边缘局部。

0-X，混合型：2 种类型同时存在，面积较广。

2. 溃疡性病变的良恶性鉴别

（1）良性：消化溃疡，急性胃黏膜病变。

（2）恶性

①上皮性

早期胃癌：0-Ⅱ c+Ⅲ型，0-Ⅲ型。

进展期胃癌：Ⅰ～Ⅴ型。

②非上皮性：MALT 淋巴瘤，恶性淋巴瘤，间质瘤（GIST），肉瘤。

内镜观察摄片及活检要点：

①变换注气量，远景、近景，不同角度，特别注意，早期胃癌，恶性循环愈合变化。

②活检在溃疡边缘，特别发红部位多处活检。

胃溃疡与 0-Ⅱ c 型早期胃癌的鉴别：

27

0-Ⅱc早期胃癌与溃疡瘢痕之鉴别，特点是范围广泛与否。

恶性溃疡边缘较清楚，溃疡瘢痕周边黏膜与凹陷之间界线不清；皱襞集中，尖端有突然变细、中断的现象。

侵向深部则有皱襞尖端呈杵状，融合见图2-13。

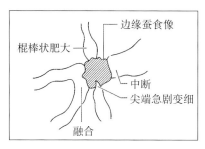

图 2-13　Ⅱc型溃疡的形态特征

进展期胃癌 Borrmann 分型（日本加以修订）：

Ⅰ型：隆起型。向胃腔内局限发育隆起的病变，表面不形成溃疡，界线清楚（表2-9）。

Ⅱ型：溃疡凹陷型。形成溃疡，周边堤坝状隆起，癌浸润止于隆起边界。

Ⅲ型：溃疡浸润型。溃疡周边堤坝倒塌状，周边不清，浸润界线不清。

Ⅳ型：浸润型皮革胃。胃壁内弥漫浸润，有溃疡也是较小局限，界线不清，结缔组织增生，胃壁僵硬充气难扩张。

Ⅴ型：不属上述类型。有时可呈类似早期癌的进展型癌。

良性溃疡与进展Ⅱ型期进展期胃癌鉴别见表2-9。

胃肠道癌病理组织学活检分级标准（表2-10至表2-11）。

表 2-9　良性溃疡与 Borrmann Ⅱ 型进展期胃癌鉴别

	良性溃疡	Borrmann Ⅱ 型进展期胃癌
溃疡底	较平坦	凹凸
	均匀	部分剥脱露出癌岛
	较周围黏膜面低	较周围黏膜面高
边缘	边界清	周边堤坝样隆起
	圆滑地移向	溃疡底
	时只有白苔	白苔浮出癌灶
	光滑慢坡	
周边	低矮慢滑坡	坡度较急剧
	送气多能伸展	注气无变化
	钳触柔软	钳触较硬
黏膜	较水肿还柔软	癌浸润硬、隆起

表 2-10　胃肠道上皮性肿瘤的 Vienna 分类（1998 年）

1. 不存在瘤变或异型增生
2. 不确定的瘤变或异型增生
3. 低级别非浸润性瘤变（低级别瘤变或异型增生）
4. 高级别非浸润性瘤变
　　高级别腺瘤或异型增生
　　非浸润癌（原位癌）
　　浸润癌可疑
5. 浸润癌
　　黏膜内癌（存在黏膜固有层或黏膜肌层浸润）
　　黏膜下癌或更深

表 2-11　胃肠道上皮性肿瘤的 Vienna 分类（2002 年修订版）

Vienna 分类	临床处理
1. 不存在瘤变或异型增生	选择性随访
2. 不确定的瘤变或异型增生	随访
3. 低级别非浸润性瘤变	
低级别瘤变	
低级别异型增生	内镜切除或随访
4. 黏膜高级别瘤变	
高级别腺瘤或异型增生	
非浸润癌（原位癌）	内镜局部切除（ESD）
浸润癌可疑	
黏膜内癌	
5. 黏膜下浸润癌	外科手术切除（Sm_2 以上）

（二）胃息肉

1. 肉眼形态分类　见图 2-14。

国内多采用日本山田、福富分型。

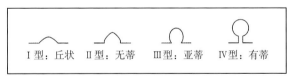

Ⅰ 型：丘状　　Ⅱ 型：无蒂　　Ⅲ 型：亚蒂　　Ⅳ 型：有蒂

图 2-14　胃息肉分类

2. 数目分类

Ⅰ 型：缓慢坡界线不清。

Ⅱ 型：隆起起始部清楚无细颈。

Ⅲ 型：隆起起始部见有细颈但无蒂。

Ⅳ 型：明显之蒂。

单发（single polyp）。

多发（multiple polyps）。

弥漫（息肉病）（diffuse polyposis）。

3. 组织学分类

炎性息肉（inflammatory polyp）。

再生性息肉（regeneraive polyp）：日本使用。

增生性息肉（hyperplastic polyp）：美国使用，国内使用。

再进一步分腺窝上皮性、胃底腺性、幽门腺性。

腺瘤性息肉：扁平腺瘤（异型上皮）；胃型腺瘤；大肠型瘤。

4. 内镜诊断 结合山田分类分型对形状、大小、表面形状、色泽、有无凹陷、根部状态、有无出血，加以描述，最终活检确定组织诊断。

（三）胃黏膜下肿物

分为良性非上皮性肿瘤和恶性非上皮性肿瘤。

1. 良性非上皮性肿瘤

（1）平滑肌瘤。

（2）脂肪瘤。

（3）血管瘤。

（4）异位胰腺。

（5）神经鞘瘤。

2. 恶性非上皮性肿瘤

（1）恶性淋巴瘤、肉瘤。

（2）平滑肌肉瘤。

（3）间质瘤（GIST）。

3. 超声内镜诊断

（1）从肌层发生的间胚叶瘤有 GIST，平滑肌肉瘤和恶性淋巴瘤，明确肿瘤是重要的，但鉴别是从黏膜下还是肌层来源也十分重要。

（2）超声穿刺，获取组织诊断。

（3）胃壁内发生的肿瘤。

31

黏膜下层：脂肪瘤、血管瘤、异位胰腺、恶性淋巴瘤。

固有肌层：平滑肌瘤、平滑肌肉瘤、神经鞘瘤、间质瘤（GIST）、恶性淋巴瘤。

（四）胃溃疡

胃黏膜局限性的组织缺损称为溃疡，但破损未超过黏膜肌层者称糜烂，而不含溃疡，患者20%～80%合并幽门螺杆菌感染。

1. 胃溃疡分期　见图2-15。

黏膜浅层缺损；

黏膜全层，黏膜肌完整；

黏膜破损达黏膜下；

达固有肌层；

达胃壁全层，穿透性。

2. 内镜下溃疡的分期　目前国内广泛采用崎田、三轮分类，药物临床疗效判定亦采用此标准。

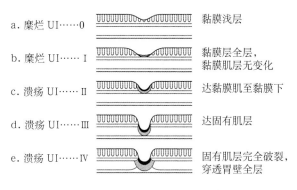

a. 糜烂 UI……0　　　黏膜浅层

b. 糜烂 UI…… I　　　黏膜层全层，黏膜肌层无变化

c. 溃疡 UI…… II　　　达黏膜肌至黏膜下

d. 溃疡 UI…… III　　　达固有肌层

e. 溃疡 UI…… IV　　　固有肌层完全破裂，穿透胃壁全层

图 2-15　胃溃疡分期

（1）活动期

A$_1$：溃疡边缘水肿、隆起、界线清楚、底厚苔可见出血或血凝块。

A$_2$：水肿减轻，隆起不著，变慢坡，底白苔，周边无红色再生上皮。

（2）愈合期

H$_1$：溃疡缩小，边缘出现再生上皮的发红带，出现黏膜皱襞集中，白苔变薄。

H$_2$：溃疡进一步缩小，边缘再生上皮发红带进一步增宽，皱襞集中更明显，薄白苔。

（3）瘢痕期

S$_1$：白苔消失，皱襞集中于中心发红部（红色瘢痕）。

S$_2$：中心发红消失，仅见皱襞集中（白色瘢痕）色泽同周边黏膜。

示意图及内镜图分别见图 2-16 及图 2-17。

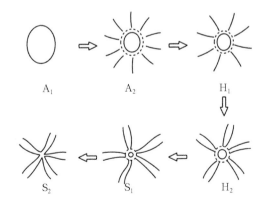

图 2-16　溃疡病分期及演变分类示意图

33

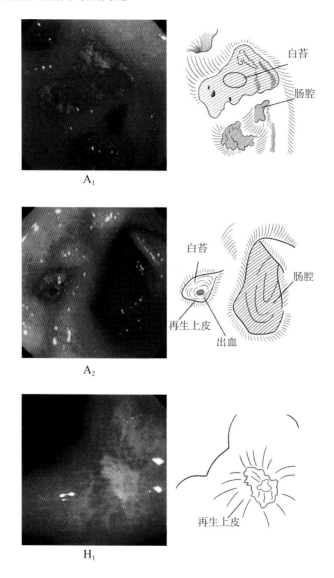

图 2-17　内镜下的崎田、三轮分类

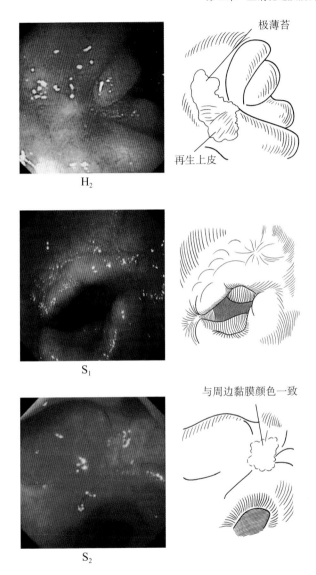

图 2-17（续）　内镜下的崎田、三轮分类

3. 胃消化性溃疡出血的诊断标准　见表2-12。

表 2-12　消化性溃疡出血的诊断标准

Forrest 分级	著者补充分级
	活动性出血
Ⅰa：喷射性	Ⅰa：喷射性
Ⅰb：溃疡底部或周边渗血	Ⅰb：涌出性
	Ⅰc：渗血
Ⅱa：溃疡底血管显露	Ⅱa：同左
无活动出血	
Ⅱb：溃疡覆盖血凝块	Ⅱb：同左
无活动出血	
Ⅱc：溃疡底呈黑色	Ⅱc：无活动出血
Ⅲ：溃疡底清洁	Ⅲ：同左

（五）急性胃黏膜病变

1. 临床特点

（1）短期内出现上腹痛等临床症状。

（2）急性溃疡多在窦部呈对称性。

（3）出血性糜烂多在窦部密集，全周性；而体部常在小弯侧，散在分布。

（4）出血性胃炎无黏膜破损，广泛渗血，而此种情况少见，多并发于其他疾病。

2. 内镜分型（木村）

（1）急性胃炎：黏膜水肿，发红。

（2）急性出血性胃炎：无明显出血源，呈渗血。

（3）糜烂：无出血，呈发红的凹陷或隆起表面凹陷伴白苔。

（4）急性出血性糜烂：凹陷白苔伴出血。

（5）急性溃疡：急性活动期溃疡之所见。

（六）慢性胃炎

1. 国际分类　尚无国际统一分类意见，悉尼分类被广泛应用（图2-18）。

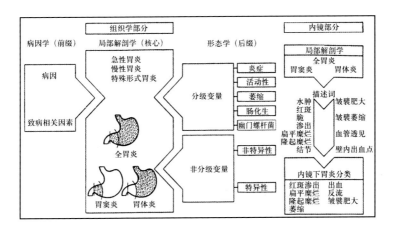

图 2-18　悉尼系统的胃炎分类

2. 我国慢性胃炎的分型标准

（1）1983年重庆会议，判定标准。

（2）2000年消化学会井冈山标准。

（3）2003年中华消化内镜学会大连会议制定内镜的肉眼分型（表2-13，表2-14）。

（4）2006年，中华消化学会上海慢性胃炎共识意见中内镜诊断部分：

①内镜下将慢性胃炎分为非萎缩性（浅表性）胃炎和萎缩性胃炎两大基本类型，同时存在平坦糜烂、隆起糜烂、出血、粗大皱襞或胆汁反流等征象，则诊断为非萎缩性胃炎或萎缩性胃炎伴糜烂、胆汁反流等。

②非萎缩性胃炎内镜下可见红斑（点状、片状和条状）、黏膜粗糙不平、出血点（斑）、黏膜水肿、渗出等基本表现。

37

表 2-13　中华消化内镜学会大连会议慢性胃炎内镜分型（2003 年）

内镜分型	内镜特征	分级标准
浅表性胃炎	红斑：与周围黏膜比较，有明显的红斑	Ⅰ级：分散或间断线状 Ⅱ级：密集斑点或连续线状 Ⅲ级：广泛融合
糜烂性胃炎	糜烂（平坦、隆起疣状）黏膜破损浅，周围黏膜平坦或隆起	Ⅰ级：单发 Ⅱ级：多发局部 <5 个 Ⅲ级：多发广泛 >6 个
出血性胃炎	黏膜内出血：黏膜内点状、片状出血，不隆起的红色、暗红色出血斑点（不伴渗血，新鲜/陈旧）	Ⅰ级：局部 Ⅱ级：多部位 Ⅲ级：弥漫
萎缩性胃炎	黏膜萎缩：黏膜呈颗粒状、皱襞变平、血管透见、可有灰色肠上皮化生结节	Ⅰ级：细颗粒，血管部分透见。单发灰色肠上皮化生结节 Ⅱ级：中等颗粒，血管连续均匀透见。多发灰色肠上皮化生结节 Ⅲ级：粗大颗粒，皱襞消失血管达表层。弥漫灰色肠上皮化生结节

表 2-14　慢性胃炎诊断与分型与内镜表现及病理特征的关系

诊断分型	内镜表现	病理特征
浅表性胃炎	红斑、花斑、线状、水肿	炎性细胞浸润
出血性胃炎	黏膜有出血斑，可伴或不伴渗血、血痂	炎性细胞浸润/出血
糜烂性胃炎	浅表糜烂，在黏膜层的白苔可分为平坦型、隆起型（疣状）	炎性细胞浸润/黏膜破损
萎缩性胃炎	色灰白，黏膜变薄，血管网透见，可见有肠化生，结节颗粒样改变	炎性细胞浸润/萎缩或伴肠化生
特殊型胃炎		对应原因所致病理改变

　　③萎缩性胃炎内镜下可见黏膜红白相间，以白为主，皱襞变平甚至消失，黏膜血管显露，黏膜呈颗粒或结节状等基本表现。观察要每次评价一个特征，将病理切片的组织学像与标准

38

图对照，找出最匹配的图像后进行分级，同一块活检标本上强度明显不同时，观察整个切片平均打分，见图 2-19。

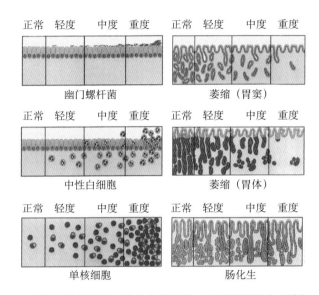

正常　轻度　　中度　重度　　　正常　轻度　　中度　重度

幽门螺杆菌　　　　　　　　　萎缩（胃窦）

正常　轻度　　中度　重度　　　正常　轻度　　中度　重度

中性白细胞　　　　　　　　　萎缩（胃体）

正常　轻度　　中度　重度　　　正常　轻度　　中度　重度

单核细胞　　　　　　　　　　肠化生

图 2-19　对幽门螺杆菌炎症萎缩分级标准：直观模拟评分 [引自：中国慢性胃炎共识意见 , 胃肠病学，2006；11(11)：675]

三、十二指肠疾病

（一）十二指肠球部溃疡

指黏膜缺损穿越过黏膜肌层的凹陷病变。

男性发病多于女性，发病年龄较年轻，30 ～ 40 岁为主峰年龄。

1. 临床表现　上腹部痛最常见，多出现在早晨、夜间、空腹时。进食可缓解症状。

好发于球前壁，且可多发。

合并幽门螺杆菌感染占 50% 以上，根除细菌可抑制复发。

39

其他尚可见于服用非甾体消炎药及 Zollinges-Ellison 症候群者。

与胃溃疡相比胃酸分泌亢进。

与胃溃疡及降部十二指肠相比很少合并癌变。

2. 合并症

（1）出血，多呈柏油便，大量出血时亦可呕血。

（2）溃疡好发于球前壁，周边无邻近脏器，故较胃溃疡易穿孔。后壁易形成穿凿性溃疡。

（3）溃疡多较深，由于反复发作，易致球变形、皱襞集中。多发溃疡还可引起脊状皱襞。幽门管与溃疡之间形成 δ 状皱襞（图 2-20）。

（4）巨大溃疡及多发溃疡可招致局部狭窄、幽门梗阻。

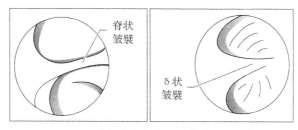

图 2-20　球部溃疡愈合后瘢痕致形状改变

3. 球溃疡的内镜分期

（1）同胃溃疡（崎田三轮）。

（2）黏膜绒毛表面缺损，也常见呈小白苔聚集，如霜斑，虽溃疡各期皆可见，若在 S_1 期溃疡的中心部，有人将此分为 H_3 期。

4. 十二指肠球后溃疡

（1）十二指肠上行角以下肛侧所见之溃疡。

（2）十二指肠上行角以下近处溃疡难以发现。

（3）此处溃疡较球溃疡出血者多，且疗效较差。

（4）此处溃疡一定想到与 Zollinger-Ellison 相鉴别。

（二）十二指肠隆起性病变

1. 良性肿瘤

（1）布氏腺（Brunner 腺）瘤：是十二指肠良性肿瘤最常见的一种，其次是高发于乳头附近，形如黏膜下的肿瘤，有时顶部有凹陷。

（2）胃黏膜异位：球部最常见，呈 2～3mm 多发变平小隆起，喷洒亚甲蓝不着色。可单发或聚集多发。

（3）腺瘤：多见于乳头周围，有蒂或无蒂，10%～30% 癌变。近年有在乳头部时与乳头一并切除之报道。

（4）黏膜下肿瘤：少见，有异位胰腺、平滑肌瘤、脂肪瘤、神经源性肿瘤。

2. 恶性肿瘤

（1）十二指肠癌：较少见，占全消化道癌的 1% 以下。

①乳头部癌：十二指肠癌 60% 发生于此处，呈肿瘤型、溃疡型及混合型三类。

②非乳头部癌：多见于降部，再次为球部。早期多呈山田Ⅲ、Ⅳ型，进展癌多呈 Borrmann Ⅱ型。

（2）恶性淋巴瘤：消化道中恶性淋巴瘤在胃中最常见，其次为小肠，十二指肠较少，多呈溃疡型。

（3）类癌：除直肠、胃以外，发生频率属第三位。

表面稍黄、光滑，呈黏膜下肿瘤的形态。增大后表面可有糜烂、溃疡。

（4）十二指肠肉瘤：平滑肌肉瘤及恶性网织肉瘤。呈恶性形态特征，最终靠组织学确诊。

第 3 章
逆行胰胆管造影

Section 3

逆行胰胆管造影（ERCP）自 20 世纪 70 年代在我国开展以来，其效果已经得到肯定，呈日渐普及的趋势。

一、适应证和禁忌证

（一）适应证

（1）胰胆管、胆囊形态异常所引起的疾病。

（2）乳头部癌及乳头肌功能障碍。

（3）胆道癌、胆管结石、胆道狭窄。

（4）梗阻性黄疸：肝外性，可明确病变性质、狭窄部位及程度、长短，ERCP 后易形成急性逆行感染，应同时放置鼻胆引流（ENBD）或使用经皮经肝胆道引流（PTBD）。

（二）禁忌证

（1）全身状况极度不良者。

（2）碘过敏者（可试改用优维显）。

（3）急性胰腺炎、急性胆管炎、急性胆囊炎，但胆源性原因致胰腺炎除外，梗阻性黄疸若能行乳头切开（EST）或 ENBD 前提下则不属禁忌。

二、十二指肠镜插入的基本手法

（一）体位

（1）左侧卧位，左上肢放在背后。

（2）左下肢伸直，右下肢屈曲。

（3）由于用侧视镜，在口腔内稍向下弯镜至咽部，保持直位后缓缓插入，令患者以吞咽动作配合即入食管。

（二）插入食管

（1）内镜保持直位，勿固定钮，缓缓插入。

（2）若使旋钮向下，可观察部分食管壁，应避免过度以防

45

擦伤，谨慎通过。

（三）通过胃内

沿胃小弯通过达胃角观察胃窦，大钮向下前进，送气最小，见幽门最靠近时旋钮向上即进入球腔。

（四）进入十二指肠

令患者俯卧位，稍拔镜见十二指肠上角，送镜至十二指肠深部，向右顺时针转镜提拉，使镜身直线化则见正位的十二指肠乳头，将大大减轻患者痛苦。

（五）造影插管法

1. 总原则

（1）主乳头开口多在乳头中心部，盲目多次乱插会造成乳头括约肌痉挛，故应瞄准乳头开口再插管。

（2）帽状皱襞遮盖乳头开口时，用造影管掀起看清开口再插管。

（3）乳头括约肌强痉挛可追加静脉注射解痉灵。

（4）十二指肠液构成泡沫过多，可经活检管道注入二甲基硅油或西甲硅油（进口）。

2. 选择插入胰管造影法

（1）主乳头置于内镜视野正面，垂直插入导管。

（2）显影困难时，再将导管插入方向转向 1 ~ 2 点处。

（3）显影应照出胰管，困难时可轻度在腹部加压。

（4）仍无法显示胰管可稍拔镜，向 4 ~ 5 点处试插。

3. 选择胆道造影插管法

（1）主乳头处于镜野稍向上仰部，11 点处插管。

（2）为了瞄准 11 点方向，插入后可运动旋钮，左右转动。

（3）为了向上插入，可用抬举器抬起导管。

（4）乳头胆道走向偏左时，可在 9 点处插管。

4. 胆管插入困难的造影方法

（1）仔细辨认胰管、胆管是否分别开口，一般在近口侧者为胆管开口。

（2）选择前端可旋转的导管，或以导丝试插。

（3）总是胰管显影，而不能选入胆道者，可先在乳头开口处插入 1mm，然后旋钮向上，此时可能镜野变红，再试透视下插管。

（4）先在胰管内插入导丝留置，然后再插导丝入胆管，再经导丝引导下插入导管。

5. 副乳头插管造影法

（1）适用于胰管分离症、胰头癌、慢性胰腺炎。

（2）采用推进式插镜法，使十二指肠黏膜皱襞变平，副乳头充分露出在视野正中。

（3）采用前端细形造影导管（针形）。

6. 术后胃 ERCP

（1）胃全切 Roux-Y 手术：肠管过长，无法寻找乳头不在检查范围内。

（2）Billiro-I 式胃术后，ERCP 同样容易。

（3）Billiro-II 式胃术后，可使用前视式或斜视式胃镜。透视下插入十二指肠输入段。主乳头此时呈相反方向，自下向上观察寻找，插管常较困难，可用前端可转动型 Swing Tip 型导管。

三、ERCP 术后处理

（1）等待麻醉完全清醒。

（2）术后 2 ~ 3h 急查白细胞和淀粉酶。

（3）卧床保持安静，维持静脉滴注。

（4）血清淀粉酶不超过正常 2 倍值，无腹痛时，可开始进水，无问题则次日可进食。

（5）如出现腹痛或血清淀粉酶值大于正常值 2 倍，继续禁食至 5 小时，再急查白细胞和血清淀粉酶。

（6）淀粉酶若超过正常值 2 ~ 3 倍以上，且持续腹痛，当疑术后急性胰腺炎，继续禁食，急查腹部 CT，给予抗生素及抗胰酶抑制药治疗（加贝酯或生长抑素），预防重症胰腺炎。

（7）至血清淀粉酶正常，腹痛消失，再开始进流食。

（8）少有发生重症胰腺炎，若可疑按重症胰腺炎处理。

四、并发症的预防

（一）急性胰腺炎

预防措施有：

（1）十二指肠镜及造影管的消毒，确切。

（2）确认乳头开口再插管。

（3）避免盲目反复插管刺激乳头造成水肿。

（4）使用可清晰看清胰管显影的监视器。

（5）造影管事先充满造影剂，防止气泡注入胰管，若有气泡，一定排出后再行造影。

（6）胆管显影困难，避免反复长时间插管造成乳头水肿、痉挛，勿过长时间插管，尽早改变为 MRCP 或螺旋 CT，或隔 2 天再检查。

（二）急性胆管炎

预防措施有：

（1）胆管狭窄、胆总管结石、乳头部狭窄时，术后一定要行 ENBD。

（2）引起感染的细菌为肠内菌，逆行造影时注意造影管灭菌，管腔内注满造影剂，甚至混加庆大霉素防止感染，但抗生素效果未肯定。

（3）一旦发生感染症状尽早行 ENBD 或 PTBD。

（4）高龄患者易于发生，故尽量早期引流。

（三）胰腺囊肿

预防措施有：

（1）胰腺囊肿者造影剂勿注入囊内。

（2）如必要，必须术后行鼻胰囊内引流。

五、诊断标准

（一）胰胆管汇合异常

1.定义　指胰胆管汇合于十二指肠壁外的一种先天性畸形，即未达乳头括约肌之前胰管与胆管汇合。

2.病理生理　十二指肠乳头括约肌未能发挥在合流部的生理功能，使胰液、胆汁相混合后排入十二指肠，而逆流至胆胰管内，引起一系列病理作用所致的病理状态。应排除肿瘤、结石、乳头炎等后天原因。

3.诊断标准　X 线下乳头括约肌未及汇合部。

括约肌判断困难时：

①过长的胰胆管汇合管。

②汇合管形态异常。当十二指肠内缘 5mm 以上见胰胆管汇合，且胆总管末端与腹侧胰管汇合时。

③注意有无合并胆管癌。

见图 3-1 至图 3-4。

（二）胰腺分离症

1.分型　分为两型：胰管愈合不全型与胰管不愈合型。

分离型呈完全分离和不完全分离。

2.主乳头造影　见图 3-5。

（1）呈短的主胰管；

（2）分支呈马尾状，胰腺区无充盈缺损；

49

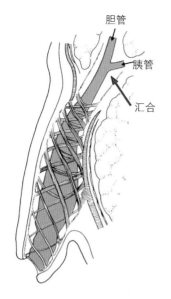

图 3-1 胰胆管汇合异常

注：未到乳头括约肌之前胰管与胆管即汇合

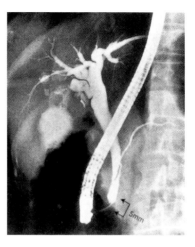

图 3-2 十二指肠腔壁从注入空气或造影剂开始测量双管汇合距离

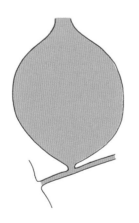

图 3-3 囊性扩张的胆管汇流至主胰管

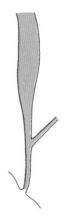

图 3-4 主胰管无扩张汇流至胆总管

50

（3）注意造影勿压力过大造成胰腺腺泡显影；

（4）短主胰管宽度多正常，扩张者占 23%。

3. 副乳头造影 宜采用前端细锥形导管。见图 3-6。

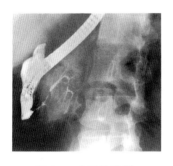 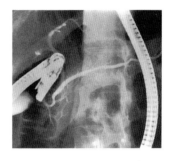

图 3-5 主乳头造影   图 3-6 副乳头造影

（三）环形胰腺

先天性异常，临床上成人多无症状，但易合并消化性溃疡、胆石症、胰腺炎、畸形，常会合并胰管完全不愈合，胰管显像呈主胰管绕行十二指肠（图 3-7）。

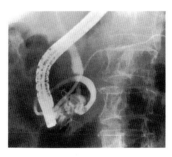

图 3-7 环形胰

注：主胰管绕行十二指肠（合并十二指肠憩室）

（四）先天性胆管扩张症

本病由胚胎期胆管上皮细胞过度增生而形成（表 3-1）。可分为 I 型、II 型及III型，见表 3-1。

表 3-1　先天性胆管扩张症分型

I 型　胆总管先天性囊状扩张（congenital cystic dilatation of the common bile duct）			
小儿型 以腹痛黄疸发病，多并发胰胆管汇合异常		成人型 多以胆结石、胰腺炎发病	
A：只胆总管扩张	B：胆总管总肝管扩张	C：肝外胆管全扩张	D：肝外胆管与肝内胆管一二级分支扩张，肝内胆管狭窄；多以肝内结石肝内胆管癌发病

II 型　胆总管限局扩张（congenital deverticulum of the common bile duct）

III型　胆总管在十二指肠壁内扩张（congenital choledochocele）

（五）十二指肠乳头癌

1. 肉眼形态分类

（1）肿瘤型：分表面露出型、非露出型。

（2）混合型：肿瘤溃疡型、溃疡肿瘤型。

（3）溃疡型：只呈溃疡形态。

（4）其他型：正常型、息肉型、特殊型。

2. 内镜诊断　多以梗阻黄疸发病，亦有无黄疸者；早期癌及腺瘤多无黄疸。

3. 浸润深度判定

（1）有溃疡，多侵及胰腺。

（2）露出肿块者与大小无关，>4cm 者也有可能是早期。

（3）来源可是乳头部胆管、乳头部胰管、共同管、十二指肠乳头（表 3-2）。

表 3-2　乳头癌与腺瘤的鉴别

项目	腺　瘤	乳头癌
色泽	表面苍白或发红，与癌难以鉴别	表面苍白或发红
颗粒	表面颗粒比较一致	颗粒大小不等
质地	质地总体较柔软	偏硬
颜色	色略发白	表面明显红
糜烂	少有糜烂	多有小糜烂

4. 阅读胰管造影图像的注意事项

（1）胰管是否全部充盈显像。

（2）注意可疑部位是否进行了压迫摄片。

（3）是否进行了变换体位摄片。

（4）乳头附近胰管是否被造影导管所遮盖。

5. 微小胰腺癌的胰管像

（1）主胰管：当癌 >1cm 时狭窄或梗阻。

（2）分支胰管：当癌< 1cm 时或主胰管内透亮区狭窄或扩张但要排除黏液栓。

（六）胰腺癌

胰管不规整，笔尖样狭窄、梗阻，不规整狭窄。

向腔内不规整狭窄，僵硬等变化。

（七）胰管内乳头状瘤

胰管内乳头状痛（introductal papillary mucinous neoplasm, IPMN）分为以下两种。

1. 主胰管型　主胰管扩张，排泄大量黏液；乳头增大，乳头开口扩大。

2. 分支型　分支胰管囊状扩张；主胰管内黏液充盈像，主胰管扩张；乳头开口扩大。

应与以下疾病相鉴别：胰腺囊腺癌；慢性胰腺炎，潴留性囊肿；合并胰腺癌；胰管内乳头黏液性肿瘤（图 3-8，图 3-9）。

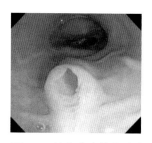 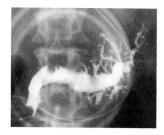

图 3-8　从主乳头排出黏液　　图 3-9　ERCP 像胰管内存在黏液

（八）慢性胰腺炎

主胰管不均匀扩张，狭窄、串珠状。

胰管分支不规则扩张。

可合并胰管结石、非阳性结石、蛋白栓致梗阻。

（九）自身免疫性胰腺炎（AIP）

2006 年修订诊断标准：

1. 影像检查　主胰管变纤细、胰腺肿大。

2. 血液检查　高球蛋白血症，高 IgG、高 IgG_4，有自身抗体之阳性。

3. 病理检查　淋巴浸润、浆细胞浸润及纤维化 1+2 以上可诊断。

但要除外胰腺癌与胆管癌等恶性肿痛。

六、关于自身免疫性胰腺炎诊断标准的解释

（一）影像检查

1. 胰腺肿大

（1）EUS：肿大胰、低回声、点状散在，高回声。

（2）CT：多呈正常胰。

（3）MRI：弥漫或局限肿大。

2. 主胰管变细像

主胰管：弥漫或局限变细。

（1）与梗阻狭窄像不同，范围较广。胰管较一般为细且不整，占全长 1/3 以上，小于 1/3 变细局限病变，变细胰管上流侧多无显著扩张。

（2）典型胰管像而无血液检查异常，虽可能属免疫性胰腺炎，当前必须与胰腺癌鉴别，但极难。

（3）胰管像应为 ERCP，其他则为术中、术后标本胰管造影，MRCP 目前诊断困难。

（二）血液检查

（1）血清高 γ - 球蛋白，IgG 或 IgG_4 多增加。IgG 增高常可见于过敏性皮炎、天疱疮、哮喘等，故并非特异性指标。目前增高原因不明。

55

V 球蛋白 >200g/L。

IgG>1.800mg/dl。

IgG_4>135mg/dl。

（2）有自身抗体中任一项：抗核抗体、类风湿因子阳性者。

（3）IgG_4 诊断性较高。

（三）胰病理检查

（1）纤维化中淋巴细胞、浆细胞显著浸润，尚可形成淋巴滤泡，IgG_4（+）者常为浆细胞浸润。

（2）浸润从小叶内向胰管，显著者小叶间隙纤维化者。

（3）胰管周围细胞浸润致胰管狭细及腺胞萎缩。

（4）多见有闭塞性静脉炎。

（5）FNA 对鉴别是否为恶性肿瘤虽有用，但若组织太小无法诊断。

（四）胰外分泌功能

外分泌功能减退及糖尿病。

激素治疗可使内外分泌功能改善。

伴胰外及周围脏器病变，可并发硬化性胆管炎；硬化性唾液腺炎；腹膜后纤维组织增多症。

硬化性唾液腺炎呈抗 SS-A 抗体、抗 SS-B 抗体阴性，可能与干燥综合征不同，与原发性硬化性胆管炎（PSC）对激素有良好反应程度及预后不同，故不属 PSC，有关免疫机制尚待阐明。

第 4 章
胶囊内镜

Section 4

一、适应证和禁忌证

小肠一直是内镜的盲区，诊断困难，长期困扰着临床医师。胶囊内镜 2000 年由以色列 GIVEN Imaging 公司推出，2001 年欧美国家承认，2002 年国内引进，以后在期刊上发表临床应用结果。2004 年中国金山公司推出国产胶囊内镜（CE），目前国内已经普遍应用。

CE 特点：使用简单，无创，患者无痛苦，无须麻醉；可在门诊多次检查，检查过程可进食及自由活动；胶囊属一次性，不会造成交叉感染。

（一）适应证
（1）消化道出血，上、下消化内镜检查阴性者。
（2）疑小肠疾病，炎症性、肿瘤和血管扩张症等。

（二）禁忌证
1. 绝对禁忌证　肠梗阻，一旦胶囊滞留肠内且拒绝手术回收 CE 者。
2. 相对禁忌证
（1）消化道狭窄，有瘘管者。
（2）体内埋有起搏器者。
（3）吞咽困难者。
（4）消化道运动功能障碍者。
（5）放射性肠炎。
（6）妊娠。
（7）小儿。
（4）、（7）条欧美列为扩大适应证之内。

二、操作程序

基本同上消化道内镜检查，以门诊患者为主。

（1）检查前一日 21 时后禁食。

（2）检查前晚睡前口服复方聚乙二醇（合爽）2 袋，饮水 2 000ml。

（3）检查日早禁食，检查前半小时口服吗丁啉 20mg 及二甲基硅油去泡剂 30ml。

（4）吞服胶囊后 2h 后可服清水、糖水，4h 后可服流食至半流食。此期避免激烈运动。

（5）10h 后关闭电源。

（6）吞服胶囊期间注意观察排便，收回胶囊，送回至消化内镜中心，送回胶囊时说明第几小时排出的。

（7）胶囊未见排出者，1 周后腹部拍片，了解胶囊滞留的情况。

2 周未排出则认为胶囊滞留。滞留手术率为 0.6%。

三、评价和不足

1. 胶囊内镜评价　小肠出血诊断率可高达 60% ~ 70%；糜烂、溃疡性病变检出率 31.7%；血管扩张病检出率 10%；其他，原因不明者检出率 50%。

2. 胶囊内镜不足之处

（1）医师观察照像近 6 万张图片，费时可达 1 ~ 2h，今后若有自动分析仪，事先挑出异常片，再经医师分析诊断，则更好。

（2）目前仍处于被动蠕动过程的自然成像，体外不能控制，对病变处也不能控制拍好照片，今后若能喷洒色素并能活检，将会达到完臻地步。

第 5 章
气囊小肠镜

Section 5

一、适应证和禁忌证

自 2001 年日本山本博德医师开发小肠镜以来，使过去内镜医师不能观察处理的小肠，已达到类似胃、大肠同样的内镜诊治目的。2003 年由日本富士胶片公司推出双气囊小肠镜产品，其后奥林巴斯推出单气囊小肠镜。

（一）适应证

（1）经其他检查疑似小肠疾病，原因不明的腹痛，慢性腹泻，吸收不良症候群。

（2）原因不明的消化道出血，疑为小肠出血。

（3）确定组织学诊断，判定疗效。

（4）需内镜治疗（良性狭窄扩张、小肠肿瘤内镜切除、取出滞留胶囊内镜、止血）。

（二）禁忌证

基本同大肠镜。

（1）全身状态极度不良。

（2）无知情同意书。

（3）合并食管胃静脉曲张。

（4）有出血倾向。

（5）腹膜炎，腹水。

（6）穿孔高危者。

二、术前准备和操作要点

（一）术前准备

1. 经口检查法 检查前 1 日晚服二甲基硅油 20 ～ 30ml+复方聚乙二醇 + 水 1 000ml，21 时后禁食固体食物。

检查当日禁食，可饮水。

2. 经肛门大肠的检查法　同结肠镜准备。

（二）操作要点

1. 经口插镜法

（1）小肠镜插入胃内，沿镜身插入外套管。

（2）镜身送至十二指肠下角，注开气囊，沿镜身送外套管，至内镜气囊前注气。

（3）两者气囊充气状态，提拉内镜，使内镜呈直线状态。

（4）放内镜气囊的气，送镜，气囊充气。放套管气囊之气，送套管。

（5）如此反复，以气囊为固定点，交替向小肠深部送镜检查。

2. 经肛门插镜法

（1）基本同大肠镜。

（2）缩短肠襻法同经口法。

（3）过回盲瓣插入回肠比较困难时，可先插入镜身至回肠，然后两者一起提拉，使局部直线化，再排放镜身气囊。

三、进入途径的选择和管理

（一）全小肠检查时进入途径的选择

（1）小肠镜前已知病变部位，选择最近的通路。

（2）计划分两次上下检查时，第一次检查后要在第一次检查到最远端小肠做一黏膜下注入墨汁为标志，以便第二次检查时确认两者已对接。

（二）小肠镜检查的术中管理

（1）呼吸、循环监护。

（2）备齐抢救设备及药物，特别是用于清醒麻醉时。

（3）血氧饱和度低于 90% 时给予吸氧。

（三）术后管理

（1）保持静滴液体通路 2 ～ 3h。

（2）注意有无腹胀、腹痛、发热的情况。

（四）小肠镜检查可能发生的并发症

（1）术前给药：脱水，电解质紊乱。

（2）内镜操作中发生穿孔、出血。

（3）检查后出现急性腹膜炎、败血症。

第 6 章
大肠内镜检查

Section 6

一、操作注意事项

1. 结肠壁菲薄　粗暴插镜易造成穿孔、出血。

2. 患者痛苦的原因　过度送气；在形成非生理性肠襻下送镜。

二、全大肠内镜检查

目前要求应达到全大肠检查。

1. 通过乙状结肠不形成非生理肠襻

2. 左右转镜解襻法　尽管已不在 X 线下操作，仍应用以下手法有助于操作成功并减少患者的痛苦（图 6-1）。

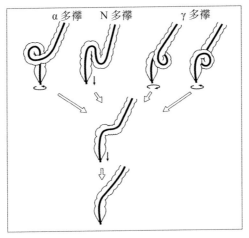

图 6-1　左右转镜解襻法

3. 横结肠 V 形襻手压协助法　见图 6-2。

4. 横结肠形成大 α 襻

（1）解襻较难：可抽吸气，退镜至脾区再插。

（2）固定于肝曲大襻下送镜，遥观升结肠。

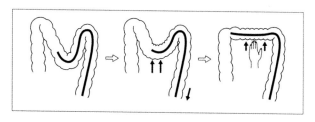

图 6-2　横结肠 V 形襻手压协助法

（3）吸气退镜至横结肠形成 V 形再行手压法。

5. 直肠翻转观察法　见图 6-3。

直肠疾病发病率最高，且为肠镜盲点，在此处观察绝不能省略。在直肠壶腹部将旋钮向上或下至最大，视野不清再稍前送镜身，瞬间出现视野。

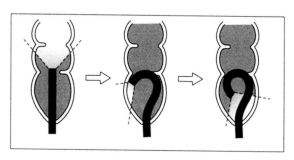

图 6-3　直肠翻转观察法

三、诊断标准

（一）溃疡性大肠炎

1. 定义　溃疡性大肠炎主要指侵犯直肠和结肠黏膜与黏膜下层的炎症性糜烂及溃疡性病变，目前病因未明。

30 岁以下成年人多见，小儿和 50 岁以上者少见。通常表现黏液、脓血便、腹痛、全身症状，病程长。可反复发作，当暴发型病重时，可危及生命。

2. 内镜诊断

（1）黏膜弥漫受侵：透见血管纹理消失，粗糙、细颗粒状，易触出血，有黏液、血、脓性分泌物附着。

（2）多发糜烂：溃疡或假息肉形成。

3. 病理组织学

（1）活动期：黏膜全层弥漫性炎性细胞浸润。隐窝脓肿，明显杯状细胞减少。

（2）缓解期：腺体排列紊乱蛇形分叉，残存萎缩黏膜，从直肠连续向口侧分布。

4. 依病变占据部位分型

（1）全大肠炎型。

（2）左半大肠型：病变至横结肠中部。

（3）直 / 乙大肠型：乙状结肠以上黏膜正常。

（4）右侧 / 局限型：与克罗恩病结核鉴别困难。

5. 内镜病期分类　见表 6-1。

（1）活动期：血便，黏膜血管像消失，触之出血、糜烂、溃疡。

（2）缓解期：血便消失，上述症状消失，出现黏膜血管像。溃疡形态随病情变化见图 6-4。

6. 癌变率　大于 10 年为 73%；全结肠为 83%；多发型为 29%；弥漫型为 44%。

患病大于 7 年以上者应每年复查 1 次肠镜，以便早期发现癌变。

（二）克罗恩病（Crohn's Disease）

本病为可侵犯消化道任何部位的肠道慢性全层性及肉芽肿性炎性疾病，诊断标准见表 6-2。

表 6-1   溃疡性结肠炎内镜诊断分级标准

炎症程度	内镜表现
轻度	血管纹理消失
	黏膜细颗粒状
	黏膜红，有小黄点
中度	黏膜粗糙、糜烂、小溃疡
	易触出血
	附着黏液、脓、血、分泌物
重度	广泛溃疡，自然出血

注：以内镜最重处为诊断标准；不必全结肠都需观察，以防止并发症；不必检查前清肠，只看一下直肠、乙状结肠即可，检查时间要短

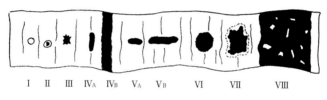

I   II   III   IV_A IV_B   V_A   V_B   VI   VII   VIII

图 6-4   溃疡性大肠炎的演变过程（白壁彦夫）

注：I，初期小红结节点；II，结节破溃成小溃疡；III，较 II 增大成扁豆粒大小；IV，肠管横行或环形溃疡 A<2cm，B>2cm；V，纵行溃疡 A<2cm，B>2cm；VI，扁豆粒大小，圆形或近似圆形溃疡；VII，扁豆粒大小，不规则；VIII，溃疡互相融合或成广泛溃疡

（三）肠结核

内镜所见：

（1）溃疡周边黏膜正常。

（2）溃疡与肠轴呈垂直方向发展成环形或带状。

（3）溃疡融合可成不规则地图样。

（4）溃疡可呈深的周边堤坝样隆起。

（5）溃疡底平坦，颗粒状。

表 6-2　克罗恩病诊断标准（日本大肠病研究会）

①主要所见：A 纵行溃疡
　　　　　　B 铺路卵石征
　　　　　　C 非干酪性类上皮肉芽肿
②次要所见：A 纵行不规则溃疡或阿弗他样溃疡
　　　　　　B 上下消化道皆见有 A 改变
确诊：①有 A 或 B 任何一项；② C+ 次要所见一项
可疑：①次要所见任何一项；②只有主要所见 C；③主要所见 A 或 B，
无法除外缺血性、溃疡性大肠炎者

　　注：①只有纵行溃疡，须排除缺血性、溃疡性大肠炎；②只有铺路卵石征，须排除缺血性结肠炎；③只有次要所见 B，需连续 3 个月无变化；④只有主要所见 C，需排除结核

（6）溃疡愈合后形成皱襞集中，黏膜萎缩变薄。

（7）多发溃疡可形成网状憩室。

（8）升结肠缩短，回盲瓣口开大。

（四）缺血性大肠炎

大肠营养血管一过性闭塞，致大肠黏膜成可逆性缺血而引起的病变，动脉主干却无闭塞。

1. 诱发原因

（1）血管因素：高血压、糖尿病、动脉硬化症。

（2）肠管因素：便秘，泻药致肠管内压增高。

（3）蠕动亢进，平滑肌痉挛。

2. 诊断标准

（1）发病与症状：急剧腹痛、便血。

（2）好发部位：左侧结肠，局部病变。

（3）除外内容：抗生素使用病史。粪便细菌培养 / 组织培养（-）。

73

（4）内镜特点

急性期：黏膜充血、水肿、出血，纵行溃疡。

恢复期：一过型：正常至纵行瘢痕。狭窄型：管腔变细，纵行瘢痕，假憩室。

（5）X线所见

急性期：纵行溃疡，皱襞水肿，指压痕征。

恢复期：管腔狭窄，假憩室，纵行瘢痕（狭窄型）。

（6）组织病理

急性期：上皮变性、脱落、坏死、出血水肿、蛋白性渗出。

恢复期：含铁血红素沉着。

溃疡性大肠炎、克罗恩病、肠结核鉴别要点见表6-3。

表6-3　溃疡性大肠炎、克罗恩病、肠结核鉴别

项目	溃疡性大肠炎	克罗恩病	肠结核
病变分布	弥漫	散在	散在
连续性	连续	不连续	不连续
好发部位	左侧大肠	回盲至右侧结肠	回盲至右侧结肠
回盲末端变化	极少	常有	常有
溃疡			
形态	一致	不一致	不一致
	不规则，浅	常较深	常较深
大小	小	大小不一	大小不一
方向性	无	纵行	环形 带状
皱襞集中	无	常有	常有
周边隆起	无	常有	常有
阿弗他样	少见	常见	时有
瘘管	无	常见	少有
裂隙	无	常见	无
变形、狭窄	铅管状	偏侧性	两侧性，沙石钟样
结肠袋消失	常见	少	少
回盲变形	少	常	显著、回盲瓣破坏
憩室	无	常	极常
炎性息肉			
形态	不整 类圆	圆 棒状	圆，不整
	细长		
大小	中 小	比较大	小
分布	弥漫 散在	密布	散在

74

（五）肠道白塞病（Behçet）

肠道白塞病的诊断标准见表 6-4。

完全型：主症 4 项全有为完全型。

不完全型："主"，2"主"+2"次"，眼症 +1"主"；眼症 +2"次"。

疑似型：上型之外。

日本分型主症：口腔溃疡必备，其他 3 项中必备 2 项（1987 年），至今世界未统一。

肠管溃疡内镜特征：圆形或类圆形溃疡，边缘清晰，深挖样较深，周边黏膜正常。

回盲部、回盲瓣、回肠的肠系膜附着部对侧，好发。

表 6-4 肠道白塞病诊断标准

主要症状（主）	次要症状（次）
口腔阿弗他溃疡	关节炎
皮肤：针刺 48h 反应征	附睾炎
眼部、虹膜睫状体炎	血管炎
外阴溃疡	中枢神经病变
	消化道病变、溃疡

（六）单纯性阿弗他样溃疡

本病原因不明，可能系免疫性疾病；也可能是肠管病变的早期阶段。阿弗他溃疡可出现的疾病见表 6-5。

1. 内镜所见 周边有红晕的小溃疡，一般 2 ~ 3mm，周边可稍隆起或为凹陷。

2. 病理 呈上皮糜烂，充血水肿，淋巴细胞浸润，甚至形成滤泡，无特异所见。

（七）胃肠血管扩张症

1. 国内将"angiodysplasia"译为血管发育不良或血管畸形。

2. 日本学会统一名词：推荐使用 angiectasia 为血管扩张症。

表 6-5　阿弗他溃疡可出现的疾病

炎性肠病
Behcet
感染性肠炎、阿米巴痢疾
肠结核、病毒感染等
药物相关性：抗生素 NSAID
缺血性肠炎
淋巴滤泡增生症
放射性肠炎
恶性淋巴瘤
淀粉样变性

中国内镜学会也推荐使用，血管扩张症（angiodysplasia）一词认为属后天性的血管异常血管变形，血管畸形（vascular malformation）为先天性，至于 telangioctasia 则多含有遗传性的毛细血管扩张症之意，应与本病区别。

3. 大肠血管扩张症（angiectasia）：Margnlis 等 1960 年首先报道。是下消化道出血必须鉴别的疾病。

本病为随年龄增长的后天性变化。由于继发黏膜缺血致黏膜下层动静脉短路，形成血管扩张、增生。至今病因不明。

大肠 angiectasia 内镜分类（酒井）（图 6-5）。

胃黏膜呈西瓜胃样变化。

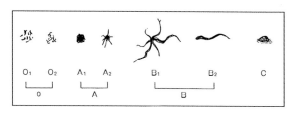

图 6-5　大肠 angiectasia 内镜分类

注：O. 界线清晰的点线斑—O_1；线头样充血—O_2；A. 蜘蛛痣样斑点充血—A_1；清晰的蜘蛛痣—A_2；B. 局限性血管扩张，明显—B_1；单条或少数血管纡曲扩张—B_2；C. 血管残端样

（八）大肠息肉

大肠息肉的分类见表 6-6。

表 6-6　大肠息肉分类（Morson 武藤）

单发 – 多发	非遗传性息肉病	遗传性息肉病
肿瘤性		大肠腺瘤
腺瘤		家族性
管状腺瘤		Gardner 综合征
绒毛管状腺瘤		Muir-Torre 综合征
绒毛状腺瘤		Turcot 综合征
非肿瘤性		
错构瘤		
幼年性息肉		幼年性大肠息肉病
Peutz-Jeghers		Generdlized
		gastrointestinal
		jurvenile polyposis
		Peutz-Jeghers 综合征
		Cowden 病
炎症性		
炎症性息肉	息肉病	
良性滤泡性	息肉病	
其他		
增生性		

（九）大肠癌

肉眼分型（图 6-6 至图 6-9，表 6-7，表 6-8）。

早期为 0 型，癌侵及黏膜层。

进展期分为 5 型。

表 6-7　早期大肠癌

O 型		浅表型
O-I 型	O-I p	有蒂型
	O-I sp	亚蒂型
	O-I s	无蒂型
O-II 型	O-II a	浅表隆起型
	O-II b	浅表平坦型
	O-II c	浅表凹陷型
O-III 型		溃疡样凹陷

表 6-8　进展期 Borrmann 分型（修订）

1 型	隆起型
2 型	局限溃疡型
3 型	溃疡浸润型
4 型	弥漫型（皮革胃）
5 型	无法分型

（日本大肠癌研究会第 7 版）

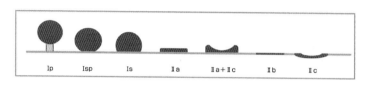

图 6-6　0 型类型

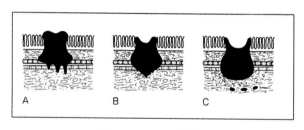

图 6-7　Dukes 分期

注：A. 癌灶限于肠壁内；B. 癌灶已贯通肠壁，但无淋巴结转移；C. 癌灶已贯通肠壁，有淋巴结转移

（十）侧向发育型大肠肿瘤

1. 分型　大肠肿瘤中，向上发育呈隆起型（图 6-10），向下发育呈凹陷型（图 6-11）。

沿肠管内壁侧向发育的一组肿瘤类型为平坦型 >10mm，上述形态称侧向发育型肿瘤（LST）（图 6-12）。

2. LST 亚分类与 Pit Pattern　分为颗粒型与非颗粒型。其中颗粒型分为颗粒均匀一致型及结节混合型；非颗粒型分为平坦隆起型及假凹陷型。

78

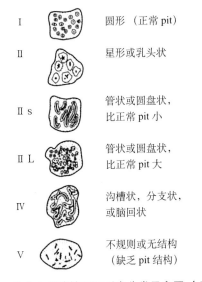

I		圆形（正常 pit）
II		星形或乳头状
II s		管状或圆盘状，比正常 pit 小
II L		管状或圆盘状，比正常 pit 大
IV		沟槽状，分支状，或脑回状
V		不规则或无结构（缺乏 pit 结构）

图 6-8　放大内镜腺管开口形态分类示意图（工藤）

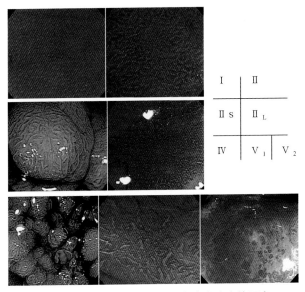

图 6-9　放大内镜腺管开口形态分类（内镜图）

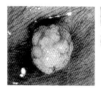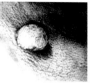

图 6-10　隆起型

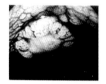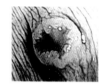

图 6-11　凹陷型

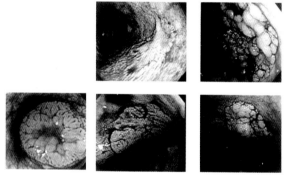

图 6-12　侧向发育型

（1）颗粒型：由结节、颗粒聚簇而分为颗粒大小一致型，与粗大结节相混的为混合型。

颗粒大小一致型不论颗粒多大都不侵及黏膜下。

Pit Pattern 多为Ⅳ型，多为腺瘤。

巨大结节和凹陷：恶性度高，随增大侵向 Sm。

浸润率增加，Pit Pattern 多为 V 型。

（2）非颗粒型：分平坦隆起型和假凹陷型（图6-13）。

发现困难原因：多为皱襞变形，血管透见差或轻度发红。

必须有检出意识，只有喷洒色素才能明确边界。

边界呈花瓣形或有伪足样。

平坦隆起型：Pit Pattern呈 III_L，或 III_L 与 I 型相混呈 III_{L-S}，假凹陷型：呈 III_S 或与小的 III_L。

V_I 或 V_N 多侵及 Sm（表6-9）。

3. 治疗　正确的治疗取决于正确的诊断，在诊断上应区分亚分类及 Pit Pattern，特性是尽管较大却浸润浅。本病多为内镜治疗适应证尤以颗粒大小一致型者。分次切除也不成问题；高龄无 V 型应尽早 ESD；恶性度高的 V 型最好不做分次切除；假凹陷型侵及 Sm 较多，且多灶，易发生转移；宜外科手术切除。

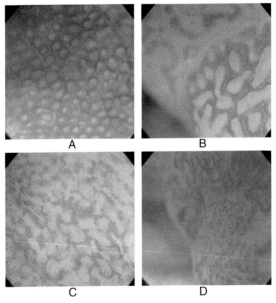

图6-13　喷洒靛胭脂图

注：A. 大肠正常黏膜；B. 溃疡性大肠炎；C. 隆起型大肠腺瘤；D. 凹陷型早期大肠癌

表 6-9 LST 癌变率

大小	形态	深度	百分率
>30mm	颗粒一致型	Sm 癌	38.0%
	平坦隆起型	Sm 癌	24.3%
	假凹陷型	Sm 癌	83.3%
20 ~ 29mm	假凹陷型	Sm 癌	32.4%

（十一）消化道类癌

本病肿瘤细胞发生在黏膜固有层，向黏膜下层呈膨胀性生长。

因此形态极似黏膜下肿瘤。

典型者呈黄白色半球型隆起——亚蒂状。

表面光滑，>10mm 者表面可现脐样凹陷或结节样。

欧美报道：发生频率顺序为阑尾、小肠、直肠。

日本报道：直肠最多，为 35.3%；胃为 27.9%；十二指肠为 13.8%；小肠为 4.3%。

我国与日本类似：直肠发现的病灶占 70%，为 10mm 以下。

出现全身类癌症状：如皮肤潮红、腹泻、哮喘，发生率不足 5%。

（十二）色素内镜

国内已广泛开展，只限于几种色素，近年出现使用醋酸喷洒的方法，一并归此法之内，供查阅方便（表 6-10）。

表 6-10　代表性色素

方法	色素液	颜色	毒性	使用浓度	适用情况
对比法	靛胭脂	蓝-深蓝	LD=93mg/kg (rats)	0.04%~3.0%	Barrett食管癌、胃癌范围性质
	伊文蓝	蓝绿	(-)	0.1%~0.2%	癌灶存在
	亮蓝	蓝	LD50=4.6mg/kg (rats)	0.5%~1.0%	癌灶存在
	亚甲蓝	蓝	-	0.05%	胃癌病变范围
染色法	亚甲蓝	蓝	-	0.2%~1.0%	肠化生 胃癌范围 十二指肠、小肠病变
	甲紫	暗绿	LD50=1.0mg/kg (rats)	0.05%	大肠肿瘤 胃肿瘤
	甲苯胺蓝	蓝紫	LD50=28.93 mg/kg (rats)	1.0%~2.0%	食管癌定性诊断
反应法	碘 (卢戈液)	褐茶	过敏	1.2%~3.0%	食管癌
	刚果红	pH3 蓝 紫 pH5 红	LD50=190mg/kg (rats)	0.3%	胃酸分泌区域
	酚红	pH3 黄 pH5 红	LD50=4.6mg/kg (rats)	0.05% 与尿素并用	诊断幽门螺杆菌存在
	麝香草酚	pH<6.0 黄 pH>6.0 蓝		0.06% 与尿素合并	阳性率49.5% 准确性94.5%
	稀冰醋酸 白醋 (龙门白醋 上海白醋)	长时间变白	-	1.5% 加水稀释1.5倍	Barrett食管 胃肠化生 癌界限
荧光法	丫啶橙	橘橙色		0.025% 直喷	胃癌
	荧光素钠	橘红	LD50=6.721 mg/kg (rats)	10%5ml (Amp)	胃癌

附：醋酸喷洒法

1. 原理　1.5% 醋酸喷洒胃黏膜，（几秒后）变白，细胞内 pH ↓，影响角质蛋白重组，2 ～ 3min 后恢复本色。

2. 配制

（1）15% 醋酸冰箱内储存，经水稀释 10 倍，达 1.5% 浓度（需经伦理委员会批准，患者同意）。

（2）改用食醋：有以下几种。

龙门白醋（醋酸不低于 3.95%）→ 10ml+15ml 水。

上海白醋总酸 ≥ 6% → 10ml+30ml 水。

不需经伦理委员会批准及患者同意，可直接应用。

3. 喷后黏膜色泽变化

肠化生：绒毛状肿瘤→黏膜褪色→易变白，持续时间长。

发红病变→早癌，糜烂，增生性息肉，不易着色或着色时间短。

炎性肉芽肿→凸出于表面者无色调变化。

4. 早期胃癌

0-Ⅱa：周边发白，中心发红；

0-Ⅱb：癌与周边都变白，而中心可能更白。

应用于隆起型不如平坦凹陷型好，可结合放大内镜观察 pit。

84

第 7 章
直肠肛门部疾病

Section 7

直肠肛门部为消化道最末端，最易观察，却因患者心理作用常导致延误。中年以上人群几乎全有此部位病变，包括无症状者。由于此部位是痣和癌的好发部位，并且进展严重的话，要行人工肛门，给患者带来生活不便。因此早诊早治极为重要。

一、概述

（一）肛门部常见疾病

1. 非肿瘤性疾病

（1）痔

外痔：齿状线下形成的痔。

内痔：齿状线上形成的痔。

血栓形成痔：暗红至黑紫，形如覆肛门上皮光滑的肿物。

（2）肛裂：肛门局部撕裂。

（3）肛门息肉：表面光滑、质硬、黄白色。

由于不会恶变、无症状可不必处理。

2. 肿瘤性病变　应注意与痔核相鉴别。

（1）良性上皮性肿瘤。

（2）恶性上皮性肿瘤：腺癌、鳞癌、腺鳞癌、基底细胞癌、乳腺外的 Paget 病、恶性黑色素瘤、非上皮性肿瘤、纤维血管性息肉。

（二）肛门部疾病诊断方法

包括指检、肛门镜、大肠镜、EUS、CT、MRI 等及肛门部位的功能检查，在检查方法上，近年进步最大的是内镜。

1. 肛门镜　易于观察直肠，门诊即可进行。也可做简单的处理。

这些过去都是外科医生的事，但内镜医生也需要观察肛管、Hermann 线附近的变化，所以做大肠镜的内镜医生同样要掌握。

2. 大肠内镜　电子内镜的进展，图像和插入法的进步，使微细变化、小病变、皱襞后的病变也不易漏掉。但大肠内镜检查漏掉病变仍常见，最高可达 10%。

易漏部位：直肠、肛门部较多。

易漏原因：

（1）残便。

（2）易形成盲点的部位：三条横行皱襞上、中、下，其口侧易漏，形成盲点，需反翻肠镜观察。

方法：旋钮向上，内镜前端屈曲，靠近横皱襞后缓缓送镜，即可达到反转，若左右钮稍加移动则更容易，防止漏诊及正面观察病变是有效的。

此操作有可能引起穿孔的并发症，一定要注意，绝不要粗暴推镜。

黏膜弥漫变白时，绝不要再向前推动，特别是炎症性肠病时。

翻转法与使用的镜子有关：细而软的镜子容易，且痛苦小。

肛管检查可加透明帽，且呈切线观察，肛门括约肌收缩，因此用肛门镜检查更好。

（三）肛门部的解剖

见图 7-1。为防止漏诊，必须掌握以下几点：

1. **直肠** 解剖学上无系膜，由第 Ⅱ 尾椎下缘起始，由尾骨前下行至肛管。

男性其前方上部为膀胱，其下部为前列腺。

女性肛直前方与子宫、阴道相邻。

2. **肛管**

解剖学：肛门皮肤缘起始至齿状线，长约 2cm。

外科则以肛门缘起始至尾耻骨直肠肌附着点上缘（Herrmann 线），长约 3cm。

表面：肛门缘至齿状线为鳞状上皮，齿状线至 Herrmann 线过渡为柱状上皮。

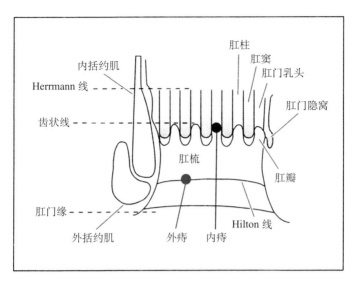

图 7-1 肛门部的解剖

肛门线至齿状线血管透见不清，呈白色占优势，与口侧间有明显界线。

齿状线口侧可见纵行走向的皱襞，肛门柱，Herrmann 线消失，见纵行走行的红色细血管。

3. 直肠血管　直肠血管丰富，由直肠下动脉供血。黏膜血管由螺旋状至树叉状，清晰可见，注气后黏膜下血管即可透见。

一般此处静脉看不见，门脉高压时则扩张发蓝，侧面斜观则排列整齐。

透明小隆起，为黏膜下淋巴滤泡，色素喷洒及大肠色素症时更清晰。

（四）肛门部疾病检查的体位

左侧卧位（sims 位）最常用，也可截石位、仰卧、头臀以枕抬高，两腿交叉，双手抱膝，尽量屈曲贴近脐部。

背部稍弯曲，肛门放松。

以上体位应依病情、患者性别、年龄，适当选择。

检查时应让患者即时告知痛、热感，用以判定是否有炎症。从肛门外口，缓缓进入，可感觉肛门括约肌紧张度，进入 Herrmann 后则无抵抗感。

直肠膨大部为 7 ～ 8cm，直肠前壁男性有前列腺，女性中央有凹陷的子宫颈，后壁为尾骨。

指诊最大目的是有无肿痛，硬便与肿瘤有时难以鉴别，用力挤压粪便可变形。

拔出手指，观察指套有无黏液及血液附着。

二、常见疾病

肛门最多见的病变，表现多样，下面主要介绍痔核。

1. 解剖　肛门管被覆鳞状上皮，在解剖学上肛管的特点为：

（1）属于外科的肛管括约肌收缩紧闭范围。

（2）痔核指解剖学的肛门。

（3）肛门上部黏膜下的内直肠静脉丛，扩大形成内痔。

（4）肛门上皮下外直肠静脉丛扩大形成为外痔。见图 7-2。

2. 痔核的发生　有静脉瘤学说、血管增生学说、黏膜滑脱学说、结缔组织破坏学说等。随着年龄增长，造成静脉曲张的原因疾病增多而增加。

3. 痔核的分级　依脱出程度分级。

Ⅰ度：排便时不脱出。

Ⅱ度：排便时脱出，但能自然还纳复原。

Ⅲ度：排便时脱出，不能自然还纳复原，需手指推入还纳。

Ⅳ度：经常脱出。

4. Goligher 分类　与治疗方法相结合。

Ⅰ度：非手术治疗；Ⅱ度：门诊处理；Ⅲ度：手术治疗；

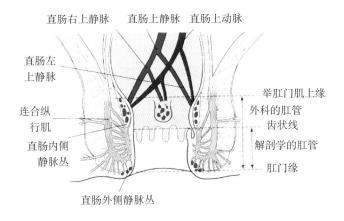

图 7-2　**肛管解剖**

IV度：手术治疗。由于属良性疾病，常依患者愿望治疗，并非固守于上法。

5. 临床特征

（1）最早可在 20 岁发病，30 岁以后加重，最常见的是肛门部病变。

（2）痔核从动脉、静脉分支出，分布在右前、右后、左侧部为主痔核，其间小血管又可分出副痔核（图 7-3）。

（3）多数内外痔同时存在，常合并：皮赘、肛门息肉、肛裂、肛瘘，与全身疾病、胃肠疾病之间无特殊联系，当排便困难、便秘、妊娠、生产时加剧。

（4）内痔的主要症状：鲜血便，可贴附手纸上或滴血，直至喷血，长期致贫血；外痔时可排便时疼痛；内外痔都同时有则疼痛、出血为主要症状。

6. 诊断　单纯指检可摸不到，除非有器质病变。因此必须加用肛门镜、直结肠内镜。需要说明一点是：消化内镜过去属盲点，近年出现翻转法，要求初诊时全部检查，拔镜时再缓慢拔镜仔细观察。内镜图见图 7-4。

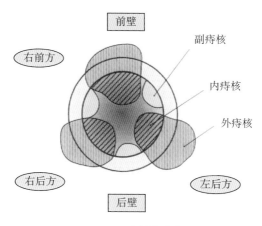

图 7-3　痔核的分布

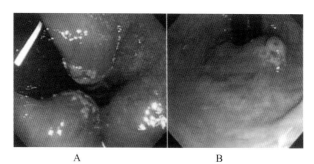

　　A　　　　　　　　　　　B

图 7-4　痔核及痔瘘内镜图

注：A. 痔核；B. 痔瘘

92

翻转法的操作要点：

（1）左侧卧位。

（2）细镜更易操作。

（3）经直肠下时将镜头最大限度向上。

（4）送向直肠内。

（5）左右钮转动前进，可见镜身。

（6）再进退达到正面观察。

（7）观察完毕，旋转钮呈自由后退镜。

（8）使内镜呈直向位置退出。

（9）抽气减少腹胀。

7. 痔核的常见并发症　主要有直肠黏膜脱出，血栓性外痔、痔核嵌顿、直肠脱出、脱出性肛裂等（图 7-5）。

黏膜脱症候群（mucosal prolapse syndrome，MPS）。

为直肠溃疡或隆起所致慢性病，过去称孤立性直肠溃疡。深层囊性变。

主要形成原因：排便腹部过度用力。

分析 1986 ～ 2002 年内镜＋组织学诊断 42 例病例如下：

年龄平均 42.6 岁。男：女 =22 ： 20。

主要症状：血便黏液便（74%），便频（12%），便隐血（14%）。

病程 1 个月 ～ 20 年（平均 8 个月）。

病因：皆有排便时腹部过度用力的习惯。

内镜诊断（太田分类）如下：

（1）溃疡型：最多，多以前壁为主，中部直肠。多单发、也可多发。

呈不整形、略圆型和混合型。

（2）平坦型：黏膜发红为主，直肠中部多见。

（3）隆起型：似黏膜下肿瘤，多位于直肠下肛门缘附近。隆起表面附有黏液、糜烂、发红，见图 7-6。

MPS 应与癌、痔、肛门周脓肿、Crohn 病、溃疡性大肠炎（直肠炎型）、放射性直肠炎、Cap polyposis 等疾病鉴别。

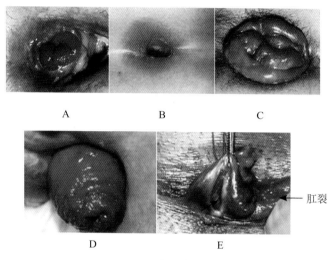

图 7-5　痔核并发症

注：A. 直肠黏膜脱出；B. 血栓性外痔核；C. 痔核嵌顿；
D. 直肠脱出；E. 脱出性肛裂

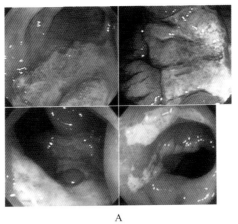

A

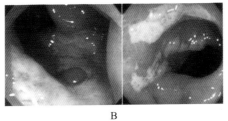

B

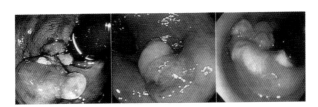

C

图 7-6　痔核并发症

注：A. 溃疡型；B. 平坦型；C. 隆起型

95

第 8 章
超声内镜

Section 8

一、检查目的

（一）消化道

（1）消化道癌的浸润深度，有无淋巴结转移。

（2）黏膜下肿瘤起源层次，与壁外压迫性肿瘤的鉴别。

（二）胆道疾病

（1）胆总管结石的诊断。

（2）详查胆总管扩张及梗阻性黄疸的病因。

（3）胆囊、肿瘤性病变的诊断。

（4）胆囊癌、胆管癌、乳头部癌的浸润深度。

（5）有无周围淋巴结转移。

（三）胰腺疾病

（1）诊断肿瘤性病变，有无慢性胰腺炎。

（2）产生黏液性肿瘤的良、恶性鉴别。

（3）胰腺癌进展度及有无周围淋巴转移。

（4）胰腺囊肿性质。

二、基础知识

（一）食管检查适应证

（1）食管限局性病变。

（2）食管癌、黏膜下肿瘤、静脉曲张。

（3）禁忌证同内镜检查。

（二）观察注意事项

（1）病变与镜头保持 10 ～ 20mm 距离。

（2）注水囊膨胀后观察。

（3）微探头要边注水边观察。

（4）改良法在镜前端捆绑一气囊，近靶目标处，经活检管道注水，充满后送入微探头观察。

（5）选用 12MHz 或 20MHz。

（6）大病变或观察有淋巴转移时采用 7.5MHz。

（三）超声内镜种类

大致分环形、扇形、微探头、穿刺用探头 4 种。

三、典型图像

正常食管壁从腔内壁顺序观察出：高、低、高、低、高 5 层。

第 1 层：高回声，黏液 + 黏膜层。

第 2 层：低回声，黏膜层 + 黏膜肌。

第 3 层：高回声，黏膜下层。

第 4 层：低回声，固有肌层。

第 5 层：高回声，相当于外膜。

临床典型图像见图 8-1 ～图 8-4。

依壁各层破坏断裂决定浸润深度，黏膜下肿瘤及壁外压迫性隆起，以肿瘤外膜在腔内或在腔外进行鉴别。

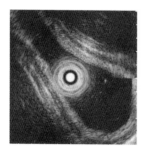

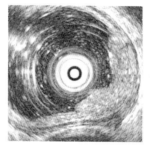

图 8-1　正常食管　　图 8-2　癌组织呈均匀低回声

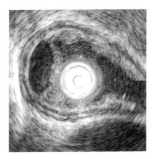 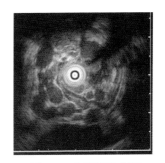

图 8-3 黏膜下肿瘤   图 8-4 食管静脉曲张

肌源性肿瘤：第 2 层或第 4 层低回声。

脂肪瘤：第 3 层高回声。

囊肿：第 3 层内界线清楚；边缘光滑；无回声。

食管静脉曲张：壁内多发低或无回声，可确定曲张静脉粗细，流出流入血管的关系，治疗效果判定。

四、胃超声内镜

（一）适应证及禁忌证

1. 适应证

（1）黏膜下肿瘤。

（2）胃癌。

（3）恶性淋巴瘤。

（4）胃溃疡。

（5）胃静脉曲张。

2. 禁忌证

（1）全身状态不良。

（2）拒绝或不配合者。

（二）正常胃所见

正常胃壁超声分 5 层：

第 1 层：高回声，黏液 + 黏膜（M）。

第 2 层：低回声，黏膜（M）黏膜肌（MM）。

第 3 层：高回声，黏膜下层（Sm）。

第 4 层：低回声，固有肌层（MP）。

第 5 层：高回声，浆膜下（SS）+ 浆膜（S）。

（三）胃癌（图 8-5）

一般呈低回声。

黏膜癌：M 限于 1、2 层，3 层正常。

Sm 癌：至第 3 层断裂或狭细。

MP：至第 4 层变细、断裂，第 5 层正常。

SS：第 5 层变细窄。

SE：第 5 层胃壁全部破坏。

注意：伴溃疡病变时，深层结缔组织增生，常难判断浸润深度。

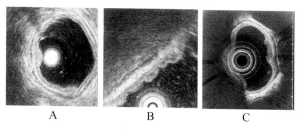

A   B   C

图 8-5　超声内镜所见胃癌分期

注：A. 早期胃癌（深达度 M）；B. 早期胃癌（深达度 SM）；C. 进展期胃癌（深达度 MP）

（四）黏膜下肿瘤

（1）依肿瘤局限于何层、形态、边界、内部构造、回声来确定肿瘤良、恶性性质。

（2）肿瘤大于 30mm：内部结构不均匀，界线不规整时；当疑为恶性。

来源肌层：在第 4 层连续低回声。见图 8-6。

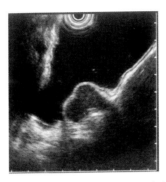

图 8-6　黏膜下肿瘤（平滑肌瘤）

五、大肠超声内镜

（一）适应证及禁忌证

1. 适应证

（1）判断癌浸润深度，周边淋巴结有无转移，脏器有无转移。

（2）黏膜下肿瘤的性质，排除外压性。

（3）炎性肠病的炎症程度、范围、治疗效果、判定是否治愈。

2. 禁忌证　与大肠镜检查一致。

3. 提示

（1）注意预防并发症。

（2）超声内镜结构特征，结肠壁菲薄，易发生穿孔。

（3）易穿孔的部位为乙状结肠、有狭窄部位。

（4）送镜有抵抗感时勿暴力插入。

（5）注意血压及呼吸，最好行循环及呼吸监测。

（6）内镜室应备有恢复抢救设备，以防万一。

（二）正常所见

第 1 层：黏膜层 + 黏液表面 M。

第 2 层：黏膜 M+ 黏膜肌层 MM。

第 3 层：黏膜下层 Sm。

第 4 层：固有肌层 MP。

第 5 层：浆膜下层 + 浆膜（SS+S）。

见图 8-7。

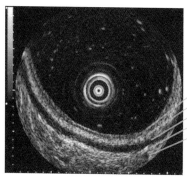

第 1 层
第 1 层
第 1 层
第 1 层
第 1 层

图 8-7　正常大肠超声内镜

（三）大肠癌

呈低回声像。

浸润深度以破坏的最外层为准。

第 3 层：无变化，为 M 癌。

第 3 层：变细狭，仍保持连续者为 Sm。

第 3 层：断裂，第 4 层仍完整为 MP。

第 4 层：外层不整病变为 SS。

见图 8-8。

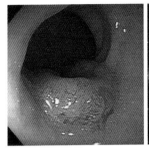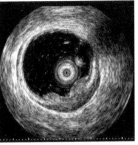

图 8-8　大肠癌超声内镜所见

（四）大肠类癌

呈低回声。

扫描出浸润深度对治疗比较重要。

一定要连续观察第 2 层病变。

侵及第 3 层则至黏膜下层。

第 4 层以下则为侵及固有肌层。

病变不整，肌层断裂。

（五）大肠黏膜下肿瘤

肌源性：第 4 层或第 2 层；连续低回声。

脂肪瘤：第 3 层内有高或较高回声；后方声影衰减。

淋巴管瘤：内无回声，壁及膈高回声；多房性。

转移性大肠癌：局限在第 3 层低回声；弥漫浸润则第 3 层呈肥厚。

（六）炎性肠病

1. 溃疡性大肠炎

（1）活动期：第 2 层缺损或第 3 层肥厚；低回声第 1～3 层结构不清。

（2）缓解期：层次结构开始正常化。

2. *克罗恩病* 溃疡较深；炎症变化非全周性，保存有正常部分；以第 3 层为中心，肠壁增厚或有第 4 层不规则增厚。

六、胰胆超声内镜

（一）适应证

（1）胰腺癌浸润度的判定，特别是小胰腺癌。

（2）胆囊病变如胆固醇性息肉、腺肌病、胆囊癌的鉴别。

（3）胆囊癌、胆管癌的诊断及浸润度。

（4）胆总管结石的诊断。

（5）胰岛细胞瘤，尤其是小的分泌胰岛素细胞瘤的诊断。

（6）胰囊性病变的鉴别。

（7）慢性胰腺炎的诊断。

（二）EUS-FAN 的适应证

（1）各种影像诊断无法确定诊断的胰腺肿瘤；形成瘤样改变胰腺炎。

（2）化疗前组织学诊断。

（3）原因不明肿大的腹腔淋巴结大。

（4）胰假性囊肿，胰腺脓肿的引流。

（5）腹腔神经丛阻滞。

已明确要手术治疗者穿刺要慎重，目前尚不能证明有无促进播散的可能，胰管内乳头状黏液性肿瘤，肿瘤性胰囊肿列为禁忌。

（三）基本操作方法

胰胆检查标准方法：

1. *提拉法* 从十二指肠下角开始，回拉检查。

2. *推送法* 从十二指肠球部开始向下推送，初学者易于掌握。

3. 其他 先用推送，然后提拉，观察全部胰、胆系统。

(1) 从十二指肠球开始：EUS 尽可能少送气进入球部、吸气、球囊壁接近肠壁、注水，扫描出胆囊及胰头。见图 8-9。

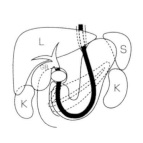 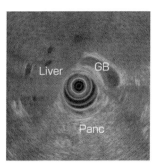

图 8-9 进入十二指肠上部所见

提拉 EUS 至 55cm 左右，扫出胆囊全貌。若为游离胆囊从胃体扫查。

推送至十二指肠降部（80 ～ 90cm），向下推送，见胰头及左侧胰体部，左上为门脉。见图 8-10。

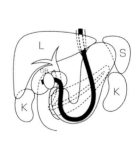 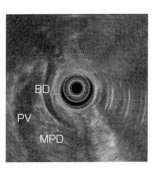

图 8-10 送至十二指肠降部所见

门脉与 EUS 之间寻找管腔构造、胆管、胆囊管、胰管、肝固有动脉，胆管，进入胰腺、胰管在胰腺内，胆囊管与胆管汇合与对侧胆囊相连，肝固有动脉在胰、十二指肠之间走行，沿胆、胰管有可能寻找到乳头部。见图 8-11。

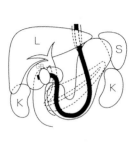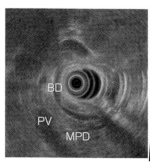

图 8-11　降部超声所见

（2）由十二指肠下角开始扫查

① ERCP 要领：要取直内镜送至十二指肠下角，吸气后注水于球囊中检查，若球接壁不够可在肠管注水 100ml。见图 8-12。

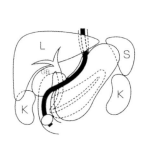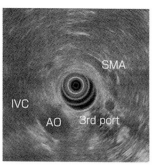

图 8-12　送至降部球囊注水所见

画面 6～9 点方向为腔静脉腹主动脉。

5～6 点方向为十二指肠水平部。

腹主动脉呈圆形，可调左右旋钮，动脉纵轴与体纵轴一致。

②轴钮向上朝向；可描绘出纵行腹主动脉，右侧见肠系膜动脉。围绕 EUS 镜身为胰头下部钩突部。见图 8-13。

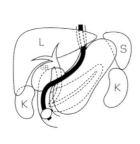 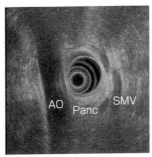

图 8-13　旋钮朝上所见

③镜在上抬状态下后提拉：纵断法。

镜端稍复原贴近十二指肠小弯提拉：横断法。

见图 8-14。

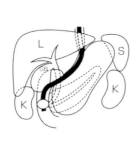 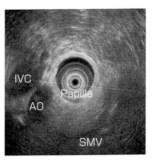

图 8-14　提拉探头所见

看清钩突后，上抬状态稍复原，缓缓提拉可看到腹主动脉旁胰腺内低回声三角区，此为十二指肠乳头部。

④进一步提拉可确定低回声区内管腔为胰、胆管起始部（图8-15）。

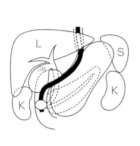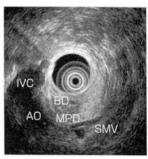

图 8-15　探查钩突所见

⑤抬举状态扭动左右钮，并稍前后动镜，同纵断法一样可见乳头部胆管、胰管，应熟练掌握此法，以确定乳头（图8-16）。

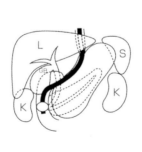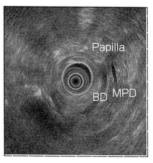

图 8-16　抬举探头左右旋钮

⑥扭动左右钮，缓缓提拉见胆管移出胰腺，附近为胰头体移行部。再次左右钮移动观察胆管、胆囊（图 8-17）。

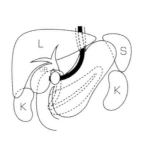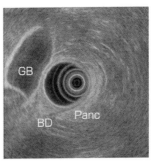

图 8-17　提拉所见

⑦左右钮向右缓缓提拉（55 ~ 60cm）见胰头体移行部至胰体，此处 EUS 最易漏诊处（图 8-18）。

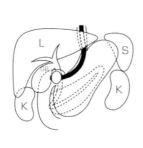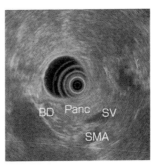

图 8-18　胰头体移行部

⑧从胃内扫查

A. 在十二指肠内将球囊水吸出，提拉至胃内再注水观察胰体部（图 8-19）。

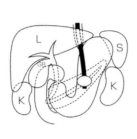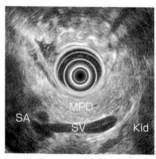

图 8-19　经胃内探扫胰体

B. 与体外超声相同。

脾静脉与 EUS 镜身间为胰腺；镜钮稍向右，边扭动边提拉见胰尾部；至脾动静脉流入脾门部（图 8-20）。

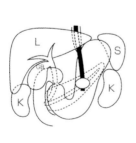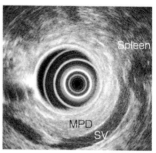

图 8-20　经胃内探扫胰尾

C. 胰体部稍提拉观察腹主动脉近旁淋巴结（图 8-21）。

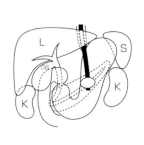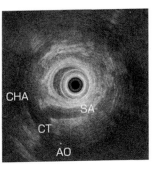

图 8-21　经胃内探扫腹主动脉周边

七、腔内超声内镜（IDUS）

IDUS 适应证

（1）确定乳头癌、胆管癌局部浸润深度。

（2）胰管内乳头状黏液肿瘤的诊断及评估。

（3）胆管结石、残留结石的诊断。

（4）胰胆管异常部位的精确检查、评估。

其中，经 ERCP 通路行胆管胰管的检查称 EDUS。经 PTCD 通路行胆道超声检查称 PTUS。

第9章

治疗内镜

Section 9

一、门脉高压性食管胃底静脉曲张

食管胃底静脉曲张出血极其危险，如处理不当，延误时机，会导致死亡。

（一）发病机制

1. 食管静脉曲张出血（EVB） 大部食管 EV 上被覆有在黏膜固有层的细小静脉形成的红色征，多从此处出血，此种出血常可自发止血，内镜下止血容易。时有从黏膜下粗的 EV 处出血，出血量大，止血也困难。

2. 胃静脉曲张出血（GVB） 胃液呈酸性含蛋白酶，易产生胃黏膜糜烂，溃疡致黏膜下粗大静脉出血，当然也有从细小静脉出血者，大出血时若处理不当则预后不良。

而细小静脉出血时，有时确定出血源困难。

（二）紧急处理

（1）保持静脉通路。

（2）准备输血。

（3）监测生命指征。

（4）复查末梢血常规。

（5）肝部 B 超，肝大小形态、有无肝癌、腹水。

（6）持续呕血时压三腔二囊管（Sengstaken-Blakemore tube，S-B 管）。

（7）循环稳定后行急诊内镜，确定出血源。尽可能行内镜下止血，最重要的是保持肝血流量，防止肝功能不全加重。

（三）三腔气插入法

1. 三腔管插入（S-B 管）方法 呕血持续，生命指征不稳，肝血流量减少，会导致肝损伤，为了紧急止血采用 S-B 管插入，

117

同时也可推测出血源。

（1）经鼻插入，外涂普鲁卡因糊，尽可能少致呕及误咽，在侧卧位下送入。

确认球囊在胃内方法：

①在上腹部注气听诊，闻有气过水声。

② X 线透视。

③注气胃囊，切勿在食管内，以防注气导致食管破裂。

（2）胃囊注气，150ml 至 200ml 至 350ml，压力在 60mmHg（1mmHg=0.133kPa）轻提，若出血停止，则提示贲门胃底静脉曲张出血，但当贲门部扩张静脉血流被阻断时，食管静脉出血也可止住。故此法定位诊断并不可靠。

（3）出血不止，食管囊注气，压力在 20mmHg，出血停止说明 EVB。

（4）经上述处理，胃管冲洗仍有血者当疑为消化性溃疡出血或出血性胃炎。

2. 三腔管（S-B 管）的选择　三腔管的特点：

①硅胶制品：16 ～ 18Fr，以 18Fr 易插入。

②带导丝型更易插入。

③为胃底静脉曲张特殊设计的球囊，易贴压胃底固定球囊。

使用注意事项：胃囊勿在食管内充气；用 500ml 塑料瓶装水轻牵引，勿过重过强。

注意体位变化影响拉力，也可用牵拉一定拉力后，固定在鼻翼两侧。

防止球囊漏气，每 4 小时检查一次压力。

近年因缺货，国内很多医院已经摒弃此法，但实际上仍有必要掌握此法，特别是内镜治疗技术不成熟、治疗设备不充足的地区。

也有人认为注射生长抑素可取得同样效果而放弃三腔管压迫止血，实际上两者并无对比研究的结论。

（四）急诊内镜检查法

注意事项：

（1）局麻充分：因呕吐、恶心会造成出血加重。

（2）镇静药量：应最小量。

（3）防止误吸：采用头低、侧卧位，意识不清者应行气管插管。

（4）清洗食管内血液：注意食管下段 5cm 区域。出血点多在静脉曲张上；有时在曲张静脉间，侧面、齿状线附近、食管中部。

（5）贲门至胃底出血点：胃内凝血块多时会妨碍视野，可应用大口径内镜吸引或右侧卧位。

（五）内镜治疗术

（1）以术者熟练的手法首选 EIS 或 EVL，已为标准治疗方法，安全起见可在内镜前置气囊行 EIS。

（2）EIS 见喷血时可用付气囊加压。而在其远端行 EIS，然后再在出血点口侧 EIS。

（3）EVL 见喷血处在该处套扎，然后在同一静脉远近两端处再套扎。其他曲张静脉在食管下部胃食管结合部套 2～3 点。

（4）肝功能不良或预测有此可能者，EVL 为首选。

（5）EIS、EVL 皆应在 2 周追加治疗。

治疗器械选择：六发、单发、气动式。

（六）胃底静脉曲张的内镜治疗方法

首选栓塞硬化疗法，应用进口组织黏合剂（histoacryle blue，α 氰基丙烯酸酯），而进口已获 SFDA 批准号，国产 α 氰基丙烯酸烷基酯效果相同。也有部分应用塑料绳套圈者。

治疗注意事项：

（1）EIS 时用 1% 乙氧硬化醇（聚桂醇）应用量以最小量

为宜（进口无 SFDA 批号）。

（2）初次在出血处，4 周左右再治疗，直至消失。

（3）组织黏合剂应用要熟练。

①先吸生理盐水 1ml，注射器向上再吸黏合剂，注射针内充满生理盐水，冲洗管腔。但 X 线片不能显影，易阻注射针。

②三明治法：注射针内充满低黏度碘油，连接 1 ~ 2ml 注射器装入黏合剂，其后再连接 1 ~ 2ml 以碘油推入，亦有报道碘过敏者使用 50% 葡萄糖代替碘油的推入方法。

（七）问题及对策

1. *治疗中存在的问题*

（1）乙氧硬化醇：国内批准为聚桂醇。

（2）鱼肝油酸钠：陈旧，并发症多，目前已不用。

（3）乙醇胺油（EO）：国内无此药物。

EVL 有国产、进口。依照操作者习惯选定，疗效间无差别。

2. *并发症及其对策*

（1）EIS

①最严重的危险并发症是门脉 - 肺静脉吻合支造成肺栓塞。

②硬化剂最好能注入至食管壁的吻合支。

③粗的单条 EV 多不经贲门栅状血管，直接与胃左静脉相连，血供丰富，与食管壁外静脉曲张亦相连，EIS、EVL 疗效差，易治疗后出血，并发症高，宜行注入组织黏合剂并硬化剂治疗。

④ EIS 操作不可能无菌，有发生感染的危险，术后必须使用抗生素。

⑤鱼肝油酸钠有溶血的作用，并发肾功能损害，已很少应用。

（2）EVL

①并发症极少，肝功能不良时使用也比较安全。

②注意避免透明帽对咽喉部擦伤、穿孔。

（八）治疗后管理

（1）术后卧床 2h，禁食至第 2 天晨，维持输液。

（2）预防结扎处出血，服用吉维乐加凝血酶。

（3）次日复查血常规。

（4）高热、胸痛应排除穿孔、纵隔炎，可行 X 线或 CT 确诊。

（5）术后腹水加重时加用利尿药。

（6）2 周后行第 2 次治疗，如此，直至曲张静脉消失。

（7）曲张静脉消失后，1 个月、3 个月、6 个月、12 个月复查。

（8）复发或有出血征应再治疗。

疗次：一般需治疗 3 次左右，间隔 2 周左右。

二、消化道内镜止血术

消化道出血行内镜止血为第一选择，止血效果达 90%，止血失败或反复出血可行急诊血管造影介入或急诊外科手术。

（一）适应证

（1）持续活动性出血或再出血可能大者。

（2）Forrest（标准见诊断篇）。

（二）禁忌证

患者呼吸循环不稳定。

1. 病情交代内容

（1）止血术的必要性和方法、止血效果、并发症。

（2）与其他止血法效果比较。

（3）未能止血时，相对应的治疗方法。

取得患者家属同意后签名。

2. 局部注射药物作用机制

（1）物理、化学作用引起压迫、血管收缩、血管脱水、凝固。

（2）机械性压迫止血。

121

（3）凝固、形成血栓，闭塞血管。

（三）内镜止血法的效果及选择

见表 9-1，表 9-2。

表 9-1　内镜止血法

药物注射法	纯乙醇
	高渗盐水肾上腺素法
机械性止血法	钛夹法
	热探头
	微波
	高频电凝
	氩离子激光法（APC）
	激光（现已少用）
	热凝固法
	冷冻法※
药物喷洒	凝血酶喷洒

注：※．冷冻是近 1 ~ 2 年又兴起的疗法，值得研究

表 9-2　各种止血法的效果及选择

止血法	动脉出血	静脉出血	毛细管出血	露出出血	新鲜血凝块附着
钛钳夹	◎	◎	×	◎	×
高频电	○	◎	◎	◎	○
热探头	◎	◎	○	◎	○
APC	×	○	◎	△	◎
高渗盐肾上腺素	◎	○	◎	◎	◎
纯乙醇注射	◎	◎	◎	◎	◎

注：◎．特佳；○．良；△．不肯定；×．不佳

（四）止血术后管理

次日必行内镜观察止血情况，确定是否要补充治疗。

无活动出血者：露出血管凝固、变黑 / 变平→开始进食。

有活动出血者：残存露出血管→血止或再治疗后血止→开始进食。

再治疗后仍出血不止则行外科手术。

（五）内镜下止血医师必核实的条件

(1)急诊出血患者全身条件是否允许神志清,血液循环稳定。

（2）患者全身状态允许时才能行无痛苦胃镜，必要时先行气管插管。

（3）应确保视野，洗掉血凝块，可变换体位。

（4）患者生命体征良好时，可试各种止血法。

（5）依患者全身状态选择止血法。

（6）止血困难时医师要有勇气及时退出治疗，选择介入或手术。

（六）具体操作方法

1. 止血方法

（1）注射法

①纯乙醇：系强脱水凝固作用，使血管、周围组织收缩，血管内皮细胞坏死产生血栓。

选择 1ml 注射器，大注射器难以掌握注射量。

出血血管周边每点注 0.1 ~ 0.2ml，3 ~ 4 点。

对准血管注 0.1 ~ 0.2ml，直至发白。

②高渗盐水肾上腺素注射法

作用：血管收缩脱水。

配制：

5% 高渗盐水 20ml+0.1% 肾上腺素 1ml（A）。

10% 高渗盐水 20ml+0.1% 肾上腺素 1ml（B）。

出血周围注 A 液 1 ～ 4ml，4 ～ 5 点。

出血周围注 B 液 1 ～ 2ml，4 ～ 5 点。

高血压、心脏病者注含肾上腺素溶液有可能升高血压，应尽可能用量要少。

（2）钛钳夹：正面观察，尽量贴近，选用可旋转置入的钛夹器。

（3）热探头：对出血血管 20 ～ 30J（焦）烧 3 ～ 4 次。总热灼量 130 ～ 300J。以探头前部可送水者为宜，可防粘脱结痂黏膜。

（4）微波法：正面可见出血血管时用针状电极，输出 40 ～ 50W，通电 1 ～ 5s。

出血血管无法对正时，或弥漫出血时用球状电极，输出 40 ～ 50W，通电 2 ～ 5s。

（5）高频电凝固法：对正出血点的血管，并可先用导丝前端压迫一下，再通电凝固。

使用爱尔博 ICC 至 200 时，凝固输出设定 40 ～ 80W，通电 1 ～ 2s。

加强凝固，设定输出功率 40 ～ 60W。

（6）氩离子电凝（APC）：利用氩离子化非接触型高频电凝法。

照射不需要直接接触，可自动对导电性能高的组织表面发射粒子流，具转换方向特性。对弥漫性出血病变、西瓜胃、血管扩张症效果明显。

输出 40 ～ 60W，氩气流量 1 ～ 2L/min。

（7）冷冻法：正推出新型设备。

2. 止血部位难对准时的一些手法

（1）胃体小弯和胃前、后壁的病变

①镜向下看难对正病变,呼吸影响固定位置,致使止血困难。

②翻转观察病变位置仍高,无法靠近,可提拉内镜靠近,也可试装镜前透明帽协助。

(2)胃角小弯部病变

①试吸出胃内空气。

②使用前端呈双弯曲的内镜极为有用。

(3)十二指肠球部及降部病变

①肠腔狭小操作较难。

②难确认出血血管,有时用喷水泵装置的斜视镜或侧视镜有用。

③此处发生穿孔较胃的概率要大,应多加注意。

(七)急诊内镜止血研究中存在的问题

文献中对出血程度、轻重混合一起统计。

未注明出血源的病变为何种?

消化性溃疡、胃、球,应激性? 药物性? 有何不同?

曲张静脉、癌等不同疾病的出血程度,哪一止血法应合并应用何种药物? 最佳程序如何?

以上问题很少分别统计,值得以循证医学的要求深入研究。

三、异物取出术

(一)确定诊断

(1)向患者本人及其家属或周围人确认。

(2)问明异物种类、大小、形状。

(3)不透 X 线异物要行腹部平片确认。

(4)注意有无腹部游离气体,纵隔气肿,是否穿孔。

(5)能透 X 线异物可行胃气钡造影。

（二）器械准备

（1）内镜。

（2）想象异物形状及摘取所需物件。

（3）回收钳（五爪形、网篮、网）。

（4）把持钳（鳄鱼口形、V字形）。

（5）半月形圈套器。

（6）透明帽。

（7）外套管，防止拉撕食管及咽部。

（三）适应证

对消化道黏膜具有机械性或化学性损伤的固体形态物体。

（四）禁忌证

（1）异物已至小肠（小肠镜除外）。

（2）异物不能经咽部取出者。

（3）胃内或肠内在同一部位停滞48h以上者，应考虑开腹手术，以防取出后出现穿孔。

（五）术前准备

（1）上消化道：同胃镜检查。

（2）下消化道：在直肠、乙状结肠部可不需要准备处理。

（3）有精神障碍者需麻醉下进行（征得家属签字）。

（4）10岁以下小儿应与麻醉师及小儿科医师研究后在全身麻醉下进行。

（六）取出异物后必须注意事项

（1）取出后需再插内镜观察，确认有无黏膜损伤。

（2）取出后可能合并出血、溃疡、甚至穿孔。

（3）消化道穿孔常见于异物取出后数小时至数日出现，应严密观察。

四、扩张术

（一）适应证

1.恶性疾病　食管癌、胃癌、大肠癌狭窄部置入支架前准备。

2.良性疾病

（1）术后吻合口狭窄。

（2）EIS、EMR 内镜治疗后瘢痕狭窄。

（3）ESD 切除食管、大肠超过 2/3 周所致瘢痕狭窄。

（4）溃疡病及炎症性疾病所致瘢痕性狭窄。

（5）食管蹼。

（6）贲门失弛缓症。

（二）禁忌证

（1）患者及其家属不同意治疗。

（2）全身状态极度不良者。

（3）导丝皆难通过的极度狭窄。

（4）与邻近脏器高度粘连或明显浸润者。

（三）手法

（1）扩张时以出现疼痛为扩张限度指征，故尽量勿用无痛苦麻醉。

（2）内镜缓送至狭窄近端，注入造影剂观察有无瘘管，远端、近端与狭窄位置关系、长度、狭窄径、屈曲程度，在 X 线下观察确认。

（3）依狭窄程度、部位可选用扩张球囊或扩张探条。

（四）扩张球囊的选择

（1）一般选用 8 ～ 12mm 细径球囊。

（2）内镜无法通过的狭窄最大可选用 12 ~ 15mm 径球囊。

（3）内镜可通过的狭窄可选用 15 ~ 18mm 球囊。

（4）球囊长度选择与病变长度相一致。

（五）操作

（1）活检道内注入润滑油。

（2）安全导丝经活检孔道边看边送过狭窄部，注意勿引起出血、穿孔，确认导丝已至胃腔远端。

（3）经活检孔道沿导丝插入扩张球囊导管。

（4）直视下送越狭窄部。

（5）球囊内注 65% 泛影葡胺：生理盐水（1 ： 1）或注气，X 线下扩张 2 ~ 3min。

（6）扩张过程应缓慢，每次扩张 1 ~ 2mm，直至患者感觉疼痛为止。

（7）每周 1 ~ 2 次直至狭窄梗阻症状解除。

（六）术后管理

（1）注意观察有无并发症：穿孔、出血、血肿、感染、对造影剂过敏。

（2）术后当日禁食，静脉注射抗生素预防感染，必要时行 X 线、CT 检查有无游离气体，检查白细胞。

（3）次日上述问题不存在时可进食。

五、食管的内支架治疗

食管的内支架治疗包括上消化道癌性狭窄和食管气管瘘的内支架治疗。

（一）支架种类

进口：William   COOK   USA   带膜或不带膜

　　Boston　Scientific　USA　　带膜或不带膜
国产：西格玛公司（江苏江阴）　带膜或不带膜
　　　常州、智业　　　　　　　带膜或不带膜
此外尚有可回收和防反流的类型。

（二）基本操作手法

同常规内镜准备，体弱患者宜行监护。

（1）内镜插至狭窄部观察。了解狭窄长度、程度。完全狭窄者先行电烧，扩大管道再行扩张。扩至内镜可通过程度。

（2）内镜越过狭窄至远端，黏膜内注泛影葡胺标志，再在近端注射标志点，也可在体表用金属币标出狭窄长度。

有瘘管时也应标示出部位。

（3）插入导丝至幽门窦部。

（4）沿导丝送入支架释放器。

（5）释放支架确保两端无膜部分与管壁贴紧。

（6）最好选择较病灶长的支架。

（7）支架开放比较缓慢时，可用球囊协助扩张。

（8）有瘘管者放置支架应观察是否已覆盖闭锁，应再次造影明确。

（三）术后管理

（1）次日化验血常规、胸部 X 线片。

（2）无发热、疼痛、纵隔炎可开始进水。逐渐进流食、半流食、软食。

（3）当已能吃半流饮食时，应复查内镜，观察支架扩张是否良好，必要时再行气囊协助扩张。

（四）治疗中注意事项

（1）严格掌握适应证。

129

（2）内镜治疗前掌握狭窄状态。

（3）扩张应在清醒下进行，患者一旦疼痛、生命体征有变化，即刻暂停操作。

（4）良性疾病慎放支架。

（5）恶性病致狭窄为适应证。

（6）放疗后狭窄要慎重，需进一步研究，一般只选扩张即可。

（7）时刻记住有发生并发症的可能性。

六、上消化道肿瘤电切电凝术

（一）经内镜切除的适应标准

1. 恶性肿瘤

（1）食管癌：以浸润深度及占全周范围决定。

侵及 $m_1 \sim m_2$；

未分化型癌除外；

占全周 2/3 以下，相对适应证为 3/4 周；

可疑侵及 $m_3 \sim Sm_1$，为明确诊断可行切除大于 3/4 周，会引起术后狭窄。

（2）胃癌：适应证以组织型、大小、侵及深度、有无溃疡、瘢痕综合判断。

（3）适应标准：见表 9-3。

2. 良性肿瘤

（1）食管：平滑肌瘤，颗粒细胞瘤。

（2）胃：间质瘤。

应先以 EUS 明确以下：

①来源不是固有肌层，病灶止于黏膜下。

②大小在 2cm 以下。

③内部结构无钙化及囊泡形成，无提示恶性。

以上决非绝对适应证，术前应与患者家属充分谈明并取得

表 9-3 经内镜切除的适应标准

EMR：	高分化型	2cm 以下	侵及 m	无溃疡
ESD：	高分化型	大小无限制	m	无溃疡
		<3cm	Sm_1	无溃疡
		<3cm	m	有溃疡
	低分化型	<2cm	m	无溃疡

注：严格评估切除标本，有血管、淋巴管浸润癌栓者追加手术，未分化癌是否适应尚未取得共识

同意。

（二）内镜下切除的术前必要诊断

1. 食管癌

（1）常规内镜观察记录项目

①色泽变化。

②凹凸、隆起、凹陷变化。

③注气、吸气病变蠕动情况。

④病变部有无皱襞中断。

（2）病变范围诊断：以碘不染范围为准。

（3）侵及深度：EUS：20～30MHz 高频探头，描绘出黏膜肌层判断黏膜肌层有无断裂及向下浸润。

（4）放大内镜，观察碘染后上皮乳头内血管形态变化（IPCL）加以判定浸润深度（图 9-1，图 9-2）。

2. 胃癌 记录以下项目。

（1）常规内镜

①颜色：发红、褪色，凹陷隆起。

②有无皱襞集中及溃疡。

③凹陷部分周边有无再凹陷。

（2）范围诊断

131

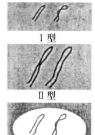

I 型正常

I 型

II 型 碘多淡染，IPCL 延长、扩张

II 型

III 型 轻度至重度不典型增生，碘不染或淡染，IPCL 变化不大，多为轻度非典增生

III 型

IV 型 碘不染，有 V 型变化中三种，重度非典增生

IV 型

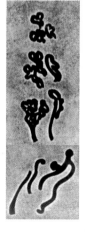

V 型 碘不染，微血管蛇行，扩张，口径不均，形态不一，为上皮内癌

V 型

图 9-1 碘染后上皮乳头内的血管形态

血管 IPCL 变化仅限于顶部明显 V_1 型 m_1

IPCL 伴延长明显 V_2 型 m_2

变化明显并破坏 V_3 型 m_3sm_1 以下

IPCL 变化消失，出现异常肿瘤血管 V_n 超过 Sm_2

图 9-2 V 型中的几种变化

132

①靛胭脂喷洒染色：明确凹凸周边变化。

②醋酸喷洒：病变部位发红，正常部发白。

后再喷洒靛胭脂：病变发红部更明显。

反之先喷洒靛胭脂再喷洒醋酸，则不易鉴别病变范围。

③浸润深度：EUS 明确黏膜下层有无浸润。

④确认有无溃疡或溃疡瘢痕。

3. 内镜下切除（ESD）早癌的术前准备

（1）中止抗血小板聚集或抗凝药数日（5d 左右）。

（2）为减少出血，术前 1 周开始服用 PPI。

（3）EMR 或 ESD 应详记术前知情同意。

（4）治疗当日：禁食。静脉滴注：止血药 +PPI。

（5）治疗开始前注射解痉药：解痉灵 20mg。青光眼、前列腺肥大者禁用。

4.ESD 术中管理

（1）血气、循环监测。

（2）ESD 较 EMR 时间一般较长。

（3）应用无痛苦镇静麻醉。

（4）术中保持血压稳定。

（5）血氧饱和度达不到 95% 以上，应该鼻管吸氧 2L/min。

（6）长时间镇静易形成深部静脉血栓，误吸，吸入性肺炎，应多次吸引口腔分泌物，定时变换体位。

七、内镜下胃黏膜切除（EMR）

（一）方法和器械

1. 方法

（1）双钳道法：双钳道内镜的一侧钳道送把持钳，一侧钳道送圈套器，电切。

（2）吸引法：胃镜前套一透明帽，对病变吸引套切。

133

2．器械

（1）双钳道法：双钳道内镜，高频电切发生器，局部注射针，V形鳄口钳，V形钳，圈套器。

高渗盐水、肾上腺素液、甘油果糖（甘油10%，果糖5%+生理盐水）、亚甲蓝。

（2）吸引法：常规直视内镜，透明帽，其他同上法。

3．带槽透明帽分软式和硬式　见表9-4。

软式优于硬式。

表9-4　两种透明帽切除治疗结果

	软式 n=39	硬式 n=44
平均长径（mm）	22.1±0.7 (12～29)	15.8±0.3 (10～24)
切除厚（mm）	1.54±0.10 (0.55～3.17)	1.08±0.11 (0.29～3.51)
全灶切除率	66.7% (26/39)	43.2% (19/44)

（二）基本操作

1．病灶范围标志　病灶确切，在周边离病灶5mm，全周多点以凝固电流点灼呈白点标志。

2．局部注射　高渗盐水、肾上腺素或甘油果糖，混以适量亚甲蓝，从病灶远端开始注入。使病灶凸起，而甘油果糖维持凸起保持时间长，有利于操作，共注几个点，为识别黏膜下层内注射液，应将注射液中分别加入少量亚甲蓝。

3．切除

（1）双钳道：经双活检管道分别送入把持钳，圈套器。通过圈套器圈内送出再夹住病灶，上提，再将圈套器前送套住病灶，收紧。

134

收紧前试验：送一下圈套器，充气，使胃壁伸开，再收紧，以防圈套将固有肌套上，然后再通电切除。

（2）吸引法：内镜前套置带槽透明帽，对病灶试吸。送入圈套器金属部，置于透明帽槽内。吸引、吸入病灶，勒紧套圈，电切。

黏膜下显示蓝染的结缔组织。

4. 追加切除　切除后如见仍有标志点的残留应再注射，追加切除。若只残留很少边缘可用 APC 电灼补救。

5. 切除底部观察　有无露出血管，有则应追加电凝；有无肌层断裂，有则注意穿孔之可能，可用钛夹缝合。

6. 回收标本　放入盐水，以防干燥。再将标本平敷橡皮或泡沫板上，大头钉固定，测量大小，再最后放入固定液中。

（三）优缺点

（1）比 ESD 手法容易，操作时间短。

（2）切除范围受限，一般在 2cm 以内病灶。超过 2cm 要分次切除，一旦穿孔，洞口较大。

八、ESD 技术

（一）基本操作技术

ESD 为切开剥离切除的方法，在肿瘤边缘正常黏膜处切开后，从黏膜下层直接剥离，是一次性全病灶切除的方法。

此项技术我国尚未普及，主要原因是切开刀尚未得到医药管理局批准，早期癌诊断率不高。

（二）优点和缺点

1. 优点

（1）可用于治疗困难的部位及大的病灶，以及伴溃疡瘢痕的病变，行一次性切除。

135

（2）一次性切除可进一步明确病理组织及评价根治性。

（3）手术后出现早期癌，可避免第二次手术，内镜治疗生活质量极高。

2. 缺点

（1）掌握技术较难，培训时间较长。

（2）操作时间长，并发症也多。

（3）要熟悉各种器械性能，配合人员也较多。

（三）基本技术

1. 标志

（1）正确标出切除范围，诊断必须已肯定的病灶（图9-3）。

（2）露出刀尖1～2mm（图9-4）。

（3）距病灶3～5mm正常黏膜烧灼出白点标志点，刀端不要露出过长，无发生穿孔的危险（图9-5）。

2. 局部注射　甘油果糖＋亚甲蓝＋肾上腺素，使预定切除部隆起（图9-6）。

3. 黏膜切开　露1～2mm切开刀前端，轻压充分隆起正常部切开（图9-7）。

注意：

（1）限制、在一点点切开，不会穿孔。

（2）控制好长度后不必经常调整。

（3）小病变病变整个隆起，可一次全周切开剥离。

（4）大病变由于注射隆起变平，宜每次切2～3cm并行剥离。

4. 黏膜下层剥离

（1）刀长勿需变化。

（2）确认已切开黏膜肌层。

（3）切开线内侧剥离。

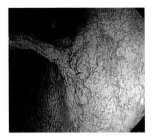

图 9-3　步骤 1-（1）

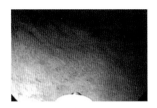

图 9-4　步骤 1-（2）

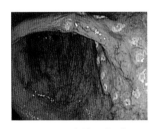

图 9-5　步骤 1-（3）

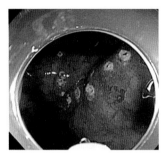

图 9-6　步骤 2

（4）一次剥离距离小，直视黏膜下分段通电剥离（图 9-8）。

（5）黏膜下充分隆起，可补充注甘油果糖混合液（图 9-9）。

（6）一定在隆起状态下剥离（图 9-10）。

（7）切开剥离应避免切除组织片遮盖视野，应用透明帽（图 9-11）。

（8）切开剥离困难部位应提早加以预防解决（图 9-12）。

5. 剥离后处理

（1）充分冲洗剥离面：有血管残端应行止血钳夹和电凝止血。

（2）切除后溃疡面喷洒：黏膜保护剂（洁维乐）（图 9-13）。

6. 切除标本拍照　是否将标志全切干净（图 9-14）。

137

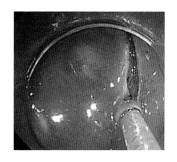

图 9-7　步骤 3

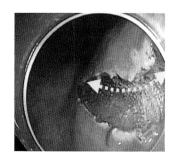

图 9-8　步骤 4-（4）

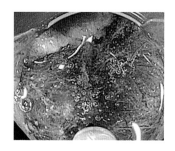

图 9-9　步骤 4-（5）

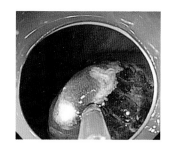

图 9-10　步骤 4-（6）

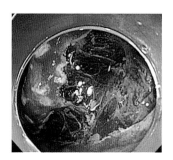

图 9-11　步骤 4-（7）

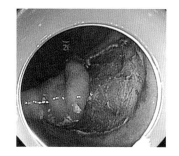

图 9-12　步骤 4-（8）

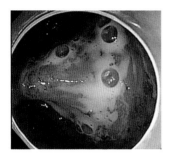

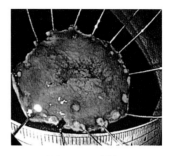

图 9-13 步骤 5-（2）   图 9-14 步骤 6

（四）ESD 处理器械及局部注射剂的选择

1. 器械

（1）常规检查用内镜对内镜难以接近病变时，可换前端双弯曲型（multifending 型 olympus）内镜。

（2）采用附有自动喷水装置的内镜，使处理时间缩短，安全性提高。

也可自行装置。最好能配备。

2. 注射剂

（1）10% 甘油果糖 200ml+ 少量靛胭脂 0.5ml+ 肾上腺素 2ml。

（2）良好局部黏膜隆起的注射剂为透明质酸钠，但价格昂贵，对有溃疡瘢痕治疗困难的部位，为确保安全应考虑使用。

（3）靛胭脂浓度越高，剥离层虽易辨认，但会造成血管识别困难，故不易过浓。

3. 切开刀种类 见图 9-15。

（1）针形切开刀：切开刀中最简单的一种；可切各方向，不同角度，但过于尖锐，使用时多加注意。

（2）IT 刀：为防止穿孔，针前端付以球形绝缘体。

切开部位恰好在球与刀丝之间。

139

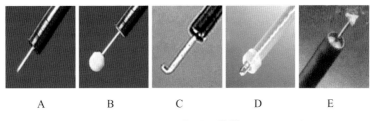

A   B   C   D   E

图 9-15 切开刀种类

注：A. 针形；B.IT 形；C. 曲棍形；D. 弯曲形；E. 三角形

切口位置合适，但刀刃有一定盲目性。

前端不致造成穿孔，非常安全。

要有一定训练，有一定经验。

（3）屈棍刀：针形刀前端弯曲一近直角长 1.3mm，对黏膜或黏膜下结缔纤维钩起切断，剥离。

提起时切开，穿孔可能性极少。

具针形特点，可切各个方向。

旋转前端可控制指向胃内各方向。

（4）弯曲形刀：前端钝而软，外套有一安全套环防止穿孔。

前端长度可自由调整，可用于点烧标志点、切开剥离。

对有瘢痕发硬组织部分切除不利。

（5）三角形刀：利用三个角剥切掌握方向较方便。

（五）切除标本的评价

（1）回收。

（2）清洗标本：用生理盐水冲洗掉黏液及血迹。

（3）标本固定：标本充分伸开，以大头针在胶皮板或泡沫塑料板，在边缘部展开固定。

（4）固定：10% ～ 20% 福尔马林，20% 者更好。

（5）切片部位：以病灶部与断端最窄部能包括在内的，每间隔 2mm 行切块、包埋、行大切片。

（六）评价标准

1. 食管病变

（1）评价项目：切除病灶数，大小（mm× mm），一次全切或分次切除，肉眼型、组织型，浸润深度，切除断端距病灶距离，淋巴管、血管有无受癌侵及。

（2）判断疗效标准

①绝对适应病变：浸润深度 m_{1-2}，脉管侵及（－），断端癌（－），列为治愈。

②相对适应证病变：浸润深度 m_3，或达 Sm_1（黏膜下层浸润至 200μm），脉管无浸润，断端阴性，淋巴结转移可能性为 10% ～ 20%。

2. 胃病变

（1）评估项目：切除病灶数，大小（mm×mm），一次全切，分次切除，肉眼型、组织型、浸润深度、有无溃疡、淋巴管、血管有无受侵、水平断端、垂直断端有无残留。

（2）判断治愈标准

治愈：

①分化型：息肉样 m 癌，2cm 以内；凹陷型 ul（－）脉管无受侵；切除断端（－）；属绝对适应证者。

②分化型：息肉隆起 m 癌 uc（＋）3cm 或 3cm 的 Sm_1；无脉管受侵；属扩大适应证，亦可能治愈。

（七）术后处理和随访

1. 术后处理

（1）内镜治疗后常规血液检查、腹部、胸部 X 线片确定有无穿孔。

（2）次日起 1 周内复查胃镜。

141

（3）术后当日可饮水，次日稀水米汤，渐至正常饮食。

（4）抑酸药 PPI 服用 6 ～ 8 周。

2. 随访

（1）绝对适应者：每年 1 次内镜复查。

（2）扩大适应者：由于可能淋巴结或远处转移，6 ～ 12 个月一次内镜检查并做 CT 检查。

九、大肠肿瘤电切电凝术

（一）适应证、禁忌证及术前诊断

1. 适应证

（1）腺瘤及无淋巴结转移的 m 癌及部分 Sm 癌。

（2）类癌、脂肪瘤，无出血可能的一些黏膜下肿瘤。

2. 禁忌证

（1）超越 Sm 以深的癌。

（2）来源于固有肌层的黏膜下肿瘤。

3. 术前诊断

（1）常规内镜

①观察病灶全貌。

②浸润深度判断依有无硬僵，皱襞集中、溃疡等。

（2）放大观察：喷洒色素靛胭脂，或 0.05% 甲紫。

按工藤分类观察腺管开口形态。

Ⅱ～Ⅳ型为腺瘤或 m 癌。

VN 型非内镜治疗指标（Sm 癌浸润深度 > 1000μm）V1 型为 m 癌且侵及 Sm 浅层，且 < 1000μm，属内镜治疗的主体。

（3）超声内镜：使用微探头型检查确定浸润深度。

（二）术前及术中处理

（1）术前处理同一般结肠镜检查，肠清洁至排出清亮水为最佳。

（2）服用抗凝药者应停药 5 ～ 7d。

（3）原则上检查治疗时应保留静脉输液通道。

（4）心肺监护。

（5）解痉药及镇静药。

（6）备齐术中所用器械。

（7）高频电对心脏起搏器并无影响，必要时可用双电极高频电。

（三）息肉电切的基本操作技术

为高频电发生器，套圈套紧电切。

息肉茎部有粗大血管时，切除时为预防出血，应先行尼龙套圈套扎后再切，或用钛夹夹住后再电切（图 9-16）。

1. 适应证

（1）隆起病变，特别是有蒂或亚蒂者。

（2）原则上应一次可切除的较大病变者。

（3）可疑癌的无蒂隆起应选择黏膜切除。

2. 基本操作手法

（1）切除前观察

①全貌可见，确认套圈部位。

②调整体位，使息肉头部下垂至肠腔。

③亦可用活检钳，伸出将息肉调至 4 ～ 6 点，镜像呈正面像。

（2）切除时应注意

①套圈至息肉基底，颈部正常黏膜处套紧。切勿过紧造成机械性切割而导致出血。

②避免将正常黏膜套入。

③避免圈套器尖端与正常黏膜接触，以防通电后尖端电流过于集中而导致穿孔。

可选用尖端绝缘型圈套器（Medwork POL- II D30220）。

④套圈过软时远端难于贴近黏膜，可选用较硬的圈套器前

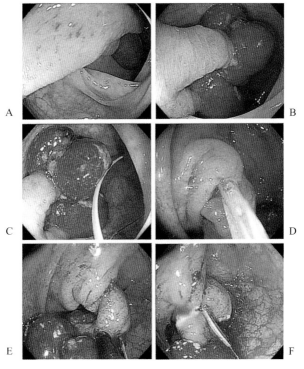

图 9-16　粗长蒂息肉的电切

注：电切前先套扎或钛夹夹住带蒂部分，以防出血

端平直不翘者（Medwork POL-I 0198，POL-B3）单钢丝型。

（3）切除后检查

①残留病变：追加切除或 APC 烧灼。

②创面有渗血，动脉或露出血管，应行止血电凝治疗。

（四）EMR 基本操作技术

内镜下黏膜切除术：系在局部注射使黏膜下层形成人工隆起，然后用圈套器进行局部切除。

144

1. 适应证　平坦凹陷型及隆起广基底型病变，类癌。

2. 基本操作手法

（1）注射甘油乳果糖 + 亚甲蓝。

（2）注入病变周边使病变隆起，最好先从远端开始，注入过多会使周边也隆起，反不利圈套，大病变要注入几点。

（3）圈套时尖端固定位置最为重要。

（4）套入病变后边收紧边吸气，使病变易于进入圈内。

（5）送气观察病变是否全部套入。

（6）切除时有抵抗感或不通电时，重新松开调整。

（7）注意勿使圈套器尖端插入正常黏膜，以防集中放电穿孔。

（8）回收标本，展开、照相、测大小，必要时再喷洒色素观察表面形态。

（9）固定送病理检查。

（五）EMR 切除困难病例的对策

1. 大型病变

（1）> 20mm 一次圈套困难者，可分次切除。

（2）大型病变，侧向发育型腺瘤，应放大观察有异型性高度处，当侵及 Sm 可能者，改用 ESD。

2. 瘢痕性病变

（1）由于活检会造成局部纤维化，抬举不良时 EMR 困难，可改用 ESD。

（2）微小局部残留的腺瘤可补充 APC。

3. 治疗困难部位

（1）看不到病变全貌，无法固定内镜于恰当部位，不能切。

（2）病变只能从切面看到，不能调成正面，不能切。

（3）皱襞下垂遮盖视野时可戴透明帽操作。

（六）并发症的预防和处理

1. 出血

（1）肿瘤大、蒂粗的病变易发生出血。

（2）凝固时间不充分，切除后立即出血，凝固时间过久造成组织坏死，深层血管可能露出，治疗后 1 ～ 3d 出血。

（3）粗大蒂切除后易并发出血，事先应行圈扎或夹后再切。

（4）EMR 电烧波及肌层时易发生出血。

（5）切除底部肌层充血或烧焦变黑时注意术后出血。

（6）露出血管可用电凝补充凝固。

（7）露出血管钳夹电凝可能时用钛夹。

（8）创面渗血可用 APC 烧灼。

2. 穿孔

（1）电切息肉时勿将正常黏膜卷入圈内，勿绞入肌层。

（2）EMR 注隔离层要充分。

（3）EMR 时充气不充分，将肌层吸入切割时。

（4）穿孔多在 24h 内发病，应即时处理。

（5）与外科紧密合作。

（6）有穿孔可疑时应将空气吸出，解除肠管扩张状态，局部行钛夹缝合。

（七）切除标本处理及评价标准

1. 切除标本

（1）回收。

（2）切除标本是否完全在标志之内。

（3）铺开标本用苏木精了解切除的完整性。

（4）可行放大观察小凹，微血管状态类型。

（5）带蒂标本一定要一刀切在蒂部纵断面中央再每隔 2mm 切一块标本，送病理切片。

（6）无蒂者也同样行垂直面每间隔 2mm 切一块，送病理切片。

2. 评价标准

（1）切除病变在黏膜边缘有无残留病变，必要时放大观察。

（2）有残留宜烧灼，有完全治愈的可能。

（3）若为 Sm 癌，切除边缘无残留，浸润深度又在 1000μm 以内，高、中分化癌且无脉管侵袭，仍可认为治愈。

（八）术后管理和随访

1. 术后管理

（1）1 周内禁止饮酒、长时间泡热水澡、剧烈运动、旅游、出差。

（2）有出血危险者应住院 1 ~ 2d 观察。

（3）术后次日可进全粥类半流食。

（4）出院后若有出血应与医生及时联系。

2. 随访

（1）目的是防止有遗漏的病变，残留部复发，异位多发病灶，以便及时治疗。

（2）6 个月至 1 年，应行全结肠镜复查。

此后应每 2 ~ 3 年检查 1 次。

十、胰胆部分

（一）十二指肠乳头切开术（EST）

1. 适应证

（1）胆总管结石取石，碎石前处理。

（2）胆管狭窄、胆管炎伴梗阻黄疸行镜下引流时。

（3）慢性胰腺炎及胰管结石治疗前处理。

（4）经口胆道镜、胰管镜检查前处理。

2. 基本手法

（1）使用带导丝型乳头切开刀的切开方法

①胆管造影用导管选择插入胆道。将导丝留置于胆道。

②将切开刀插至刀刃前 1/3 部。切开方向在 11 ～ 12 点，边送切开刀边切开。切开切勿超过乳头膨大部。

③应缓缓切开。

（2）预切开适应证：带导丝的切开刀无法插入胆管；主乳头开口无法正面观察；结石嵌顿。

（二）非露出型乳头癌活检

基本操作手法为：

（1）用针型刀切开。

（2）从乳头隆起中心部开始。

（3）应用切开电流边通电边切开。

（4）切开不得超越隆起的上缘。下缘可切至开口部，同样不得越过开口。

（5）切开后露出括约肌。

（6）再从隆起切开处向下切开露出的胆管。

（7）胆汁排出为止。

注意：切口有困难时切勿勉强，找不到开口即应终止，1 周后再查，沿切开口上缘向下寻找胆管开口。

十一、十二指肠乳头扩张术（EPBD）

（一）适应证和器械

1. 适应证

（1）年轻人的胆总管结石，特别可能有胆囊结石掉入胆总管者。

（2）10mm 以下小结石。

（3）血透、肝硬化、有出血倾向者，取石前预先准备。

（4）术后胃，尤以 Billiroth Ⅱ 患者的取石前，预先准备。

2. 器械

（1）6 ～ 8mm 扩张气囊管。

（2）胆道扩张探条。

（二）操作手法

（1）同 EST 一样选择向胆总管插管，留置导丝。

（2）沿导丝将扩张球囊送入。

（3）胆总管 <8mm 送入 6mm 的扩张球囊。胆总管 >8mm
送入 8mm 的扩张球囊。

（4）主乳头置于球囊的中央部位。

（5）球囊注入用水稀释的泛影葡胺，缓缓注入，扩张。

（6）保留 30s。

（7）保留导丝，排气拔除气囊。

（8）沿导丝插入取石网篮，取石。

（三）取石方法

1. 小结石取石方法

（1）10mm 以下结石，EST 后行网篮取石。

（2）EPBD 后先以碎石网篮碎石，后取除结石。

（3）多发结石分次取除。

2. 大结石取石法

（1）>11mm 结石，多发结石。以碎石器破碎结石后，分
次取除。

（2）取除结石最后以球囊清扫残渣。

3. 体外冲击波碎石法（ESWL）　电液压冲击波碎石（EHL）。

（1）碎石网篮无法套入的大结石，胆总管嵌顿结石，汇合
部结石，可用 ESWL 碎石后再行取石。

（2）ESWL 无法击碎结石，可用经口胆道镜下行 EHL 碎石。

149

（四）网篮嵌顿的处理

改换应急碎石器（LIT2-c2-23.70 MEDWORK）碎石，换网篮继续取石。

（1）在远端将网篮外套塑料管剪断，取出。

（2）更换应急碎石器外套管。

（3）在远端接手柄，绞拉，碎石。解除嵌顿。

（4）更换取石网篮，继续取石。

十二、胆管引流术

胆管引流术分 2 类

①鼻胆外引流（ENBD）。

②胆管支架内引流术（EBS）。

（一）适应证

1.ENBD 适应证

（1）急性胆管炎。

（2）梗阻性黄疸、短期引流减黄。

2.EBS 适应证

（1）胆管良性狭窄。

（2）不能手术切除的恶性肿瘤引起的胆道狭窄或梗阻。

（3）属长期引流的保守疗法。

（二）几种胆管引流术操作方法

1. 鼻胆外引流术（ENBD）

（1）行选择性胆管插管，造影明确胆管狭窄部位形态，造影剂勿注入过多。以最小限度可以明确诊断即可。

（2）导丝留置在狭窄上部，沿导丝插入鼻胆引流管。

（3）狭窄上部胆管扩张较粗选猪尾形，若扩张不明显选用直线形引流管。

（4）透视下边插管边退镜，留置 ENBD 管。

（5）引流管在十二指肠内勿过度弯曲或成死弯，胃部置于胃小弯侧。

（6）将引流管从口引入鼻腔，外接引流瓶，5Fr 管患者不适感少，但易打折。

（7）记录每日引流量。注意电解质变化。

（8）若 ENBD 留置 2 周以上，宜更换为 EBS。

2. 胆管支架内引流术（EBS）

（1）留置支架分塑料（PS）及金属（MS）支架两种，金属支架又分带膜及不带膜。

（2）金属支架价格昂贵，保持通畅时间约 5 个月，不带膜支架则无法更换支架。

（3）PS 价格便宜，易更换，通畅时间 7Fr 约为 1 个月，10Fr 约 3 个月。

（4）中、下部胆管恶性肿瘤性狭窄梗阻

①使用 10Fr PS 或带膜或不带膜金属支架。

②胆总管高度狭窄变形，选用金属（MS）支架。选择带膜支架留置后，有引起急性胰腺炎的可能。若压迫了胆囊颈管开口会导致急性胆囊炎。

③一般原则上插入 PS，高度屈曲变形者留置不带膜 MS。

④支架长度以胆管造影从狭窄上端至十二指肠主乳头为准。

⑤高度狭窄宜先扩张再放置支架。

⑥最后透视确定留置部是否准确。

（5）胆总管上部、肝门部恶性肿瘤性狭窄

①狭窄距肝内部胆管有一定距离，可留置支架同下部狭窄，留置一枚支架。

②狭窄若跨越了肝门部则需放置几枚支架，故术前应行腹部 CT、MRCP 确定插管到达部位。

3. 留置 2 根 PS 支架法

（1）将导丝送入两肝叶选择的部位，左叶若萎缩可放置右叶的前区及后区。

（2）使用超滑型，前端为亲水聚合物的导丝。

（3）前端若无法送入目标部位，可辅用前端可动的导管（Swing Tir 导管）。

（4）留置 2 根导丝后导入 7Fr 扩张导管，扩张。

（5）留置支架先插入角度大的部位。

（6）插第 2 枚支架前再扩张 1 次。

（7）透视下边观察边送入第 2 枚支架。

4. 留置 2 枚金属支架 MS 法

（1）预先已放置 PS 支架 2 周左右，达到一定扩张作用。

（2）选用不带膜金属支架，型号为 Jostent 或 SMART stent 等网眼间能通过支架者。

（3）同样先放置插入胆管弯曲大的部位。

（4）在送第 2 枚支架时应再扩张 1 次。

（5）沿导丝送入第 2 枚支架。

（6）保留导丝状态下退出支架放置器。

（7）导丝引导插入造影导管至 MS 内，寻找插入第 2 枚支架插入部位；必要时加用辅助导管，寻找方向。

（8）导丝插入适宜部位后，沿导丝插 7Fr 胆管扩张导管，将金属支架网眼扩开。

（9）沿导丝送入第 2 枚金属支架，加以扩张，最终金属支架呈 Y 字形。

5. 良性胆道狭窄

（1）原则使用 PS 支架，扩张胆管。

（2）一般 10Fr 或 2 支 7Fr 长期留置。

（3）一般留置 3 个月。

（4）3 个月留置后拔除内支架。由于拔除后局部可能发生水肿应再放 ENBD 4 ～ 5d。

十三、胰管结石

（一）适应证和禁忌证

1. 适应证

（1）主胰管结石、伴有腹痛症状者。

（2）无腹痛、无胰腺萎缩，为保护胰腺功能亦应先行冲击波 ESWL 碎石、再取石。

2. 禁忌证

（1）ESWL 在妊娠、携带心脏起搏器、腹主动脉瘤者禁忌。

（2）十二指肠狭窄无法插入十二指肠镜者。

（3）合并胰腺癌者。

（二）治疗方法

（1）5mm 以下主胰管内浮游小结石行 EST 后网篮取石。

（2）6mm 以上胰管结石宜先行 ESWL 碎石，然后取石。

（3）伴主胰管狭窄应先行球囊扩张然后取石。

（4）高度胰管狭窄，应先行支架待狭窄扩张后取石。

（三）术后管理

（1）依 EST、EPBD、胆管取石、胰管支架放置术，按 ERCP 后常规处理。

（2）安静卧床、禁食、补液静脉滴注，加贝酯或乌司他丁或奥曲肽，对防止胰腺炎的发生可能会有一定作用。

（3）加抗生素预防感染。

（4）诊治 2 ～ 3h，检查血常规及淀粉酶。

（5）检查值正常，可下床活动。

（6）补液至次日晨采血，结果正常可开始进食。

153

（四）并发症的处理

1. 出血　参照出血治疗章节。

2. 胰腺炎

（1）禁食、补液，给予抗生素和抗酶药物。

（2）腹部 CT、血液生化淀粉酶，确定胰腺炎的轻重程度。

（3）轻、中度一般抗感染治疗多可缓解恢复。

（4）重症者应转入监护室积极治疗。

3. 穿孔

（1）内镜引起穿孔应尽快转入外科。

（2）未完全穿孔应积极治疗，放置胃管减压，一旦恶化仍需转外科治疗。

4. 取石网篮嵌顿　参照胆道结石嵌顿处理。

参考文献

[1] 三木一正.消化器内视镜日本南江堂，ゴールデンハンドブック 2007

[2] 出月康夫，市冈四象，等.消化管内内视镜のABC日本医师会医学书院，1997

[3] 中村孝司.食道疾患的临床最新の进步，临床消化器内科，2000，15（增刊）

[4] 市仓隆.食道疾患の临床，临床消化器内科，2008，23（7）

[5] 中华消化病学分会.中国慢性胃炎共识意见.胃肠病学，2006，11（11）：674

[6] 慢性胃炎内镜诊断分型与治疗的试行意见.中华消化内镜杂志，2004；21（2）

[7] 夏玉亭，于中麟.胃炎临床研究进展.上海：上海科技出版社，2003

[8] 栋方，昭博，小池和彦，他.消化器疾患の诊断基本病型分类，重症度，用ソ方，日本メテ"イカルセンタ.2006

[9] 伊藤聪子，山雄健次，他.IPMNと他の粘液产生膵病变との鉴别诊断は.消化器内视镜，2007，19（8）：1127

[10] 五十岚正广，浦上尚之，他.小肠大肠のVascular ectasis- 诊断.治疗，日本消化内视镜学会总会杂志，2008；50（3）：349-357

[11] 于中麟，周吉民.食管疾病.辽宁科技出版社，2005

[12] 山中桓夫.消化器内视镜肝、胆、膵.Medical 2000，view东京都

[13] 于中麟，孟凡冬.胃食管反流病与Barrett食管的内镜诊断进展.武警医学.2007；18（7）：485